科學實證告訴你，
量身訂做健腦菜單，生活隨時存腦本！

這樣生活
不失智

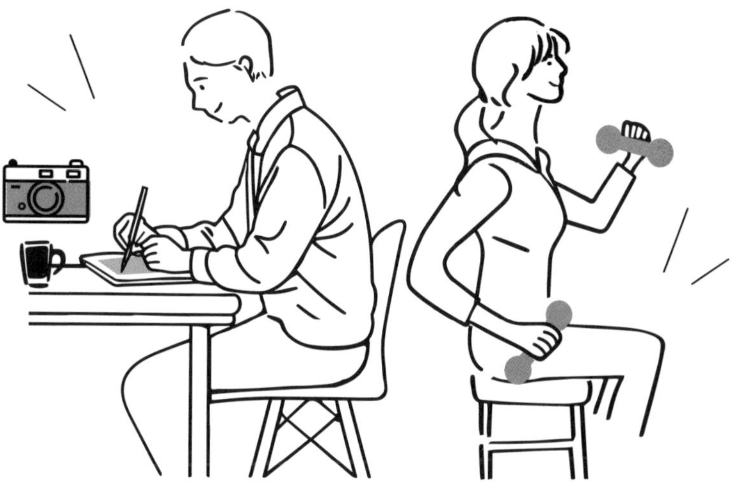

天主教失智老人基金會

CONTENTS

目錄

■ 推薦序——

在日常中守護大腦健康　鄧世雄…010

向最強專家「偷師」　努力存腦本　洪淑惠…012

防失智的生活實用指南　蘇昭蓉…016

面對高齡社會　從日常做好準備　安聯人壽…020

■ 專家領路——

日常活動　就是最佳預防失智策略　毛慧芬…022

■ 健腦專家介紹…029

Part 1 健腦迷思大解密⋯034

Q1 老是忘東忘西，我要失智了嗎？⋯036
Q2 現在沒有失智，有需要鍛鍊腦力嗎？⋯038
Q3 「存腦本」真的有用嗎？會不會做東做西忙半天，還是白費工夫？⋯040
Q4 調整生活型態，真的能預防失智嗎？⋯042
Q5 訓練大腦，就是訓練記憶力嗎？⋯045
Q6 持續做同樣的認知活動有用嗎？⋯048
Q7 直接挑戰超難任務，認知促進效果會比較好嗎？⋯050
Q8 訓練「主動推理」與「高階認知彈性」，對預防失智更有效嗎？⋯052
Q9 多與人互動，對大腦功能有幫助嗎？⋯054
Q10 心情好不好，跟大腦功能有關嗎？⋯056

Part 2
日常活動型態小測驗……058

Part 3
生活健腦活動……066
使用指南……068

音樂藝術

唱歌──動員大腦 不看歌詞唱完一首歌……070
學新樂器──挑戰新樂器 享受每天10至15分鐘的練習……073
編織──編織考驗手眼協調 還要搭配呼吸覺察……076
攝影──拍攝記錄日常生活 欣賞並挑出3至5張精選照片……080
繪畫──不會畫畫也沒關係 嘗試藝術媒材進行創作……085
藝文活動──選一個陌生的藝文活動 觀察作品細節……090

益智遊戲

桌遊——每周邀親友玩桌遊 玩完討論致勝關鍵…096
麻將——和親友來一場「方城之戰」 背牌組訓練短期記憶…100
電玩遊戲——每日只要15分鐘 玩年輕人愛的手機或電腦遊戲…104
數獨——9x9數獨訓練邏輯 還可以加強挑戰蜂巢版數獨…108

語言與學習

學新技能——善用網路工具 學寫程式讓機器人起舞…114
學新語言——學習新語言 每周用5個新單字說故事…118
編說故事——看照片 創造包含情緒、感官經驗的完整故事…122
雙語切換——混搭兩種語言 聊聊今日新鮮事…126
閱讀——找有興趣的文章 閱讀後將重點跟親友分享…130
日記——每天固定時間寫日記 仔細回憶、注意故事脈絡…134

■ 名家分享——

預防失智的日常生活實踐 **劉秀枝**…140

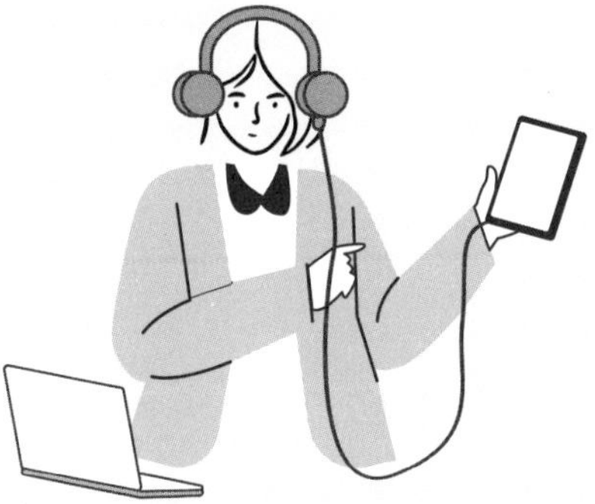

日常生活與工作

理財——當日收支睡前一次記錄 挑戰記憶力⋯148
烹飪——完成一道菜餚 從煮到收都不錯過⋯152
購物——購物前先列清單 結帳時驗算帳單金額⋯156
裝修家具——跟著說明文字或影片 DIY組裝或修理家具⋯160
工作、志工——出門做志工 記下學習、認識的人事物⋯164

心靈療癒活動

學習正念——在不會被打擾的空間 練習感受自己的呼吸⋯170
觀看影音——看電視不「逛」電視 與親友一起並討論節目內容⋯174
尋找彩虹——尋找森林中的紅、橙、黃、綠、藍、靛、紫⋯178
聲音地圖——畫下森林中不同的聲音 享受一場心流體驗⋯181
名家分享——
預防失智必做兩件事 吃對和睡好 **邱銘章**⋯185

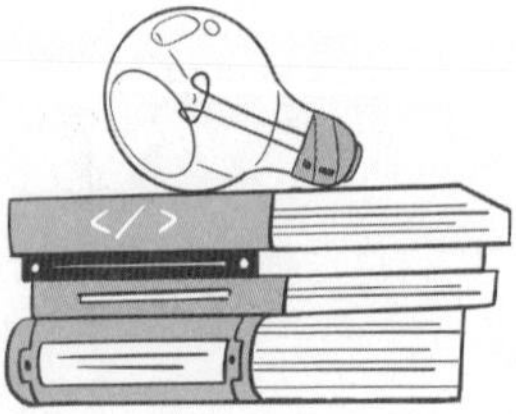

運動與休閒

跳舞──一天學3個動作 慢慢熟記整首歌的舞步⋯192
運動──練習原地超慢跑 每天持續30至60分鐘⋯196
武術──邊打八段錦邊策畫下個動作 鍛鍊身心改善注意力⋯200
規畫旅遊──國內外旅遊 貨比三家選擇想住的飯店⋯204
園藝──種可入菜的植物 從種到吃豐富五感體驗⋯208

■專家領路──
生活即鍛鍊 把家變身大腦健身房 天主教失智老人基金會⋯214

附錄 健腦活動一周紀錄表⋯218
誌謝⋯220

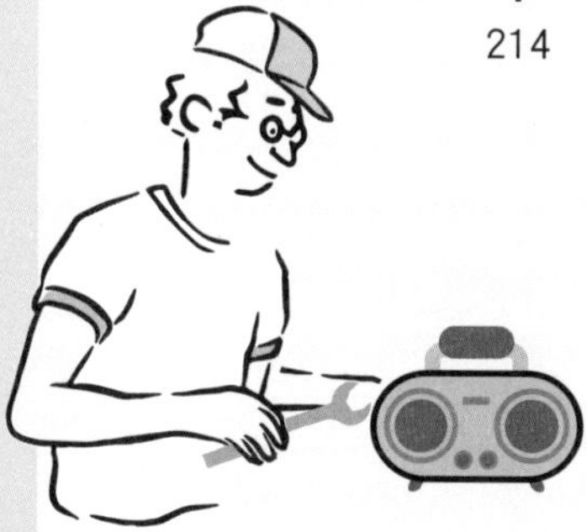

推薦序

在日常生活中守護大腦健康

鄧世雄
天主教失智老人基金會執行長

全球失智症人口持續增加，國際失智協會預估至二〇五〇年增至一點五億人以上，將對醫療照護系統構成龐大壓力。權威醫學期刊《刺胳針》於二〇二四年七月三十一日公布重量級報告指出失智症十四項風險因素，包括教育水準較低、聽力受損、高血壓、低密度膽固醇過高、吸菸、肥胖、憂鬱、身體活動量不足、糖尿病、飲酒過量、創傷性腦損傷、空氣污染、孤立於社會、老年視力喪失。整體而言，若消除這十四個風險因素，理論上近一半的失智症可以預防。要降低失智風險，就是要及早培養腦動、身動、人際互動、健康飲食與充足睡眠的健康生活型態，也可延後失智發作。

本會自成立以來，致力於實踐「認識他、找到他、關懷他、照顧他」的失智症照顧四大服務目標，並積極推動各項預防和延緩失智症的宣導與教育。過去，我們曾與聯合報合作出版了《健腦工程》和《這樣動，不失智！》等多本預防失智書籍。今年，我們再次攜手合作，邀請專家學者共同推出新書《這樣生活不失智》。本書涵蓋多種活動類型，提供多樣的腦力鍛鍊方法，旨在從日常生活中挖掘預防失智症的實用策略，並將這些方法融入我們的生活中。

而此書能出版，還要特別感謝多年合作的夥伴：蘇天財文教基金會與安聯人壽的捐助，希望透過本書，無論是關心失智症預防的讀者，或是從事失智症照護的專業人員，都能找到切實可行的方法來守護自己的大腦健康，藉由這些多元的認知促進活動幫助您和身邊的親友及長輩，將認知促進融入日常生活中，進而有效預防或延緩認知退化。

推薦序

向最強專家「偷師」努力存腦本

洪淑惠
聯合報健康事業部策略長

談到預防失智，恐怕沒有人比我更有動機和資源。我是個有三十年經驗的老醫藥記者，而我母親失智已有十一年。失智症讓我和家人吃了不少苦頭，我母親經受的苦楚更甚於我們。

親眼目睹失智症的破壞力，使我狂熱地尋找並收集與失智症相關的專家與研究。凡是專精預防或照護失智症的專家，只要能見著、能認識的，我無不請教。假如失智症的權威名醫有十個，我大約認識九個。

就如神農嘗百草般，除了銀杏之外，市面上叫得出品牌的保健食品和中藥通腦方，我幾乎都試過。只要有新聞報導說「做這一件事能預防失智」，我沒有不跟進的。

然而，和許多熱衷於保養大腦、訓練認知功能的人一樣，我也不斷追問和懷疑，這些號稱能預防失智的方法，真的有效嗎？真的有科學證據嗎？

這樣的熱切，起初是源於害怕自己會由失智者子女，變成失智症候選人。但隨著社會高齡化，失智成為眾人關心的健康議題，我不再孤單，報社也確知這是媒體的使命所在。

聯合報是最早呼籲各界重視高齡和失智議題的媒體。多年來，我們努力倡議政府更重視失智症，社會應對失智者更友善。如果我們不更積極，未來每八個長者中就有一個可能會失智。因此，我們邀請眾多防治失智症的專家，在各平台上推薦有實證科學依據的方法，宣導有效的預防措施。

多年來本報社與天主教失智老人基金會幾乎每年都合作，出版一本倡導如何陪伴和防治失智症的書籍。今年的年度書正是這本《這樣生活不失智》。幸運的是，因參與此書編採工作，書還未出版，我的生活習慣就已大大改變了。

因為這本書有三大特色：一是首重科學實證，二是專業界最強卡司，三是無痛置入日常生活，跟著做就能鍛鍊大腦。在天主教失智老人基金會和國立臺灣大學毛慧芬老師的協助下，我們邀請了職能治療界最權威的學者和多位失智名醫，共計十五位專家。

名家們傾囊相授，集結多年研究的心血結晶，輔以國內外的科學論文，精選三十種適合融合於日常生活的生活健腦活動，濃縮編印成這本書。

這本書不厚，但學術重量絕對擲地有聲，招招有來歷，每個建議都有科學研究出處。我的同事們更努力讓其可親可讀，盼讀者喜聞樂見；使其在生活中能輕鬆應用，也適合當作助人益己的禮物書，送給你關心的長輩與朋友。

我即知即行，成為本書的第一個受益者。

我親訪名醫劉秀枝醫師，心中長期擔憂失智症的陰鬱角落，被她幽默正向的生活態度大大照亮，訪談後我就去報名學打太鼓。

訪談神經內科權威邱銘章醫師時，除了學了幾招炒菜訣竅外，邱醫師提醒要認真曬早晨的太陽，果真明顯改善了我的睡眠品質。

然後我幾乎是跟隨每位職能治療專家的建議，試著以自己感興趣的眼光，重新審視日常瑣事，並努力插入有益認知功能的小習慣或小娛樂。

例如，我下載了好幾個手機遊戲，其中有一個是由淺入深的數獨。我現在買菜時會跟賣菜阿桑比賽誰心算快，還偶爾會打開YouTube學跳舞、讀幾句英文。如有空檔還會出門來一個小旅行。走進山林步道時我會打開眼睛和耳朵，數算大自然的多彩和聆聽有多少種蟲鳥啁啾。我也給另一半設計了每日運動菜單，逼著他日行七千步和打八段錦。

依著專家們的有趣可行的建議，加上科學有根據的篤定，讓我知道，預防失智其實是門終生的功課。雖然有些招式看起來略微折騰，但適度為難自己，似乎正是讓大腦不懈怠的祕訣。

也許你跟我一樣好奇，這樣「瞎折騰」或「找樂子」，未來就不會失智嗎？我相信，我們努力存腦本，必定能增進大腦的韌性。當有一天，大腦隨歲月退化時，我們或仍能保有享受餘生的能力。

推薦序

防失智的生活實用指南

蘇昭蓉
蘇天財文教基金會董事長

隨著年齡增長，失智症成為不可忽視的挑戰。許多人選擇逃避或恐懼，但《這樣生活不失智》提供了全新視角和實用指導，教我們以非藥物方法有效延緩認知功能退化，量力而為，做個人想做的事，享受過程的樂趣，活出身心靈安適，以智慧和行動應對失智症，擁抱不再懼怕的未來。

照護父親失智的過程中，我深刻體會到單靠藥物是不夠的，健康的生活管理和認知功能訓練才是關鍵。本書正是針對此一需求編寫，提供切實可行的建議和技巧。

我的父親蘇天財先生，蘇天財文教基金會創辦人，也是家族企業領導人。急症處理痊癒不久，他被診斷為血管型輕度失智症，成為全家巨大挑戰，不僅要面對複雜的醫療問題，還要找方法改善父親的生活品質。我們與醫療團隊密切合作，除了藥物治療，也引入復健計畫，包括改善溝通、維持社交、適度運動和健康飲食。照護過程中，我們學會尊重和理解父親的感受，並從中成長，成為生命教育重要的一環。

失智症和高血壓、高血糖、高血脂息息相關。根據二〇〇七年「中老年身心社會生活狀況長期追蹤調查」，超過八成八的長者自述至少有一種醫師診斷的慢性病，約五成一有三種以上；台灣六十五歲以上民眾，約八成罹患慢性病，凸顯老年健康管理和疾病預防的重要性，促使我深入學習前美國史丹佛大學研發的美國SMRC慢性病自我管理課程，並在台灣致力推廣有效自我管理多重慢性疾病，以提升父親及相關病患的生活品質，進而融入有助預防失智的活動與運動。

科學研究顯示，每周參加一百五十分鐘中等強度有氧運動能顯著降低失智症風險、定期參與社交活動能減少兩成失智症風險，使我們面對失智症更有信心採取行動。精準檢測，也是有效治療計畫的重要依據，幫助我們進行體適能促進和全人健康管理。

父親離世兩個月後，我聽到華裔演員楊紫瓊女士在二〇二三年哈佛法學院畢業典禮的演講，三句話深深打動了我，一，保持放鬆（Stay loose.），二，了解自己的極限（Know your limit.），三，找到你的人（Find your people.），啟發我將寶貴經驗應用於健康自我管理，預防失智，提升生活質量。我選擇就讀運動休閒管理學院，學習運動科學和幸福心理學，提升體適能鍛練效能等，讓我充滿動力與信心。

很榮幸再度與天主教失智老人基金會合作推廣非藥物治療的認知促進活動，並出版《這樣生活不失智》。本書攜手十五位失智症領域專家設計分享音樂藝術、益智遊戲、語言學習、日常生活與工作、心靈療癒活動及運動與休閒六大類招式。這些招式基於科學實證，具有實際可操作性，並可根據個案興趣和能力選擇。

衷心推薦本書。無論你是希望改善自身健康的長者，關心家人健康的照顧者，還是照護臨床從業人員，本書都將提供寶貴的指導。讓我們一起掌握科學的認知促進方法，提升生活質量，輕鬆預防及延緩失智症，迎接更充實有意義的未來！

推薦序

面對高齡社會 從日常做好準備

安聯人壽

高齡浪潮帶動失智浪潮，根據國家衛生研究院調查，二〇二三年底台灣失智人口已達三十二萬人，預估未來二十年，每天約有近四十八人失智，等於每三十分鐘即增加一名失智症者。

安聯人壽自二〇〇六年起，連續十八年結合天主教失智老人基金會，攜手為失智長者募款，積極喚起國人對失智症的認識與重視；為了提升國人正確的失智症識能及預防觀念，降低罹患失智症風險，推出《龜兔賽跑》、《這樣玩，不失智》兩款記憶訓練桌上遊戲，以寓教於樂的方式提升失智症的識能教育，也陸續出版數本以地中海飲食為主題的書籍，如《這樣吃，不失智》及《不失智的台式地中海餐桌》等，讓更多人吃對食物、吃出健康，進而保護腦部，讓大腦靈活運轉。

有鑑於失智症人口逐年增加，如何達到延緩退化、增進自我管理能力益顯重要，安聯人壽更在二〇一八年，成為業界第一家推廣《慢性病自我管理課程》的壽險公司，號召業務員加入「《慢性病自我管理課程》帶領人培訓計畫」，至今已培訓近百位帶領人，在全國各地開辦慢性病自我管理工作坊，不管是疫情期間乃至後疫情時代，這些帶領人都積極投入，深入社區喚起國人對失智症的預防及慢性病自我管理。以具體作為推動失智症預防概念。

今年很高興與天主教失智老人基金會再度攜手，推出《這樣生活不失智》，以非藥物治療中的認知促進活動，幫助照顧者及臨床從業人員提升團體活動規畫及帶領能力。書中提供豐富多元，且容易執行的認知促進招式，透過音樂藝術、益智遊戲、日常溝通、運動休閒等簡單又生活化的方式，讀者只要照著書中說明，就可以輕鬆上手，不論在失智服務據點或社區照顧關懷據點帶領團體進行認知促進活動，或是在自己家裡幫助失智親友，都有更多元豐富又輕鬆上手的招式。

安聯人壽深耕在地，期望透過贊助《這樣生活不失智》一書的出版，以實際行動支持本地的非營利組織，幫助國人面對高齡社會下的失智挑戰，提供更具體的因應方式。藉此提早建構預防失智的健康生活型態，並支援失智者及其照護者的生活環境，為日常做好充足準備，進而打造「失智友善社區」。

專家領路

日常活動就是最佳預防失智策略

毛慧芬
國立臺灣大學職能治療學系教授

我們為何想出版這本書？理由無它，希望大家都能重視並採取預防失智症的行動，且是有科學證據的有效行動。我們想藉本書，傳達一個非常重要的觀念：日常生活中四處都是俯拾可得的動腦活動，只是要能體認察知並願意多多參與，及早儲備充沛的「腦力水庫」存量，才能夠對抗疾病來襲導致的乾旱，遠離或減緩失智症。

預防失智症 從十八歲就開始

目前失智症尚無法治癒，失智症的防治是當今社會高度關注的健康議題。台灣老年人每十三人就有一位失智者（盛行率百分之八）。如何能降低罹患失智症的風險，也是全民不可不知的重要識能。科學證據顯示，預防失智症的行動，不能等失智時才開始。眾多長期追蹤的觀察研究顯示：中年及晚年時期的生活型態，與罹患失智症的風險，有極大的關連。

最近《刺胳針》醫學期刊統整了全球學術研究，更新提出了十四項與失智症風險相關的危險因子，除早年時期較低的教育程度，其餘因子大多與成年期（十八歲開始）的生活型態有關，包含聽力喪失、低密度膽固醇過高、憂鬱、腦外傷、缺少身體活動、糖尿病、高血壓、吸菸、肥胖、過度飲酒、社交孤立、空氣污染、視力喪失等，若能妥善控制此些危險因子，可減少約百分之五十罹患失智症的風險。這說明預防失智症的行動不能等到年老時才開始，而應從年輕時就著手。

動腦活動不可少

此外，此報告特別強調「動腦活動」的重要性，即便早年教育程度不高的人，若在成年期開始積極參與動腦活動，失智風險也能顯著降低。早在發表於《新英格蘭醫學雜誌》的美國研究就有特別指出動腦活動的重要性：追蹤長者五年是否參與十一項體能活動與六項動腦活動，發現最能預測晚年時期是否罹患失智症的活動，大多是動腦活動如閱讀、桌遊、彈奏樂器，唯一的體能活動是舞蹈（兼具身動及腦動）。這些研究結果，無不強調參與動腦活動非常重要。

參與具挑戰的動腦活動，為何能造就腦力水庫存量提升？學術上稱為提升「認知儲備」（cognitive reserve）。研究指出這可能透過多種機制，包括動腦時可提高循環蛋白質的濃度，這些蛋白質可促進腦部修復，藉由軸突生成和突觸生成來進行修復。另外，動腦活動可使功能性腦部神經網絡效率變高，減少衰退。當動腦活動達成目標時，可讓人更有信心，有更好的身心狀態去選擇及參與更多活動，循環往復增進健康的行為，使人更健康有活力。

許多人會問我，既然運動與人際互動也能預防失智，是否只做這些就足夠了？尤其退休後，生活應該輕鬆愉快，為何還需要辛苦動腦？事實上，運動、動腦與人際互動三者缺一不可，特別是動腦活動不能少。科學證據顯示，持續動腦不僅能夠保護大腦，還能延緩失智症的發生。至於是否「辛苦」，這取決於個人如何選擇與參與，若能挑選有興趣的活動，就不會感到困難或疲憊。相反地，「腦袋放空」的生活方式可能會增加失智風險，值得三思。

參與日常活動與失智預防息息相關

生活是各種認知活動的組合，許多日常與休閒活動其實都能成為良好的動腦機會。例如，搭車、與人交談、提款、工作、參加休閒娛樂活動，只要稍加用心選擇與投入，就能對大腦產生正向影響。研究指出，預測失智症臨床前期是否會轉變為失智症，關鍵指標之一，就是其是否開始無法執行工具性日常活動（如做家事、理財、服藥等），顯示日常活動參與和失智症的關係密切。

在從事這些日常與休閒活動時，大腦不會僅活化單一區域，常常需要調動多個區域來完成任務，例如前額葉皮質負責計畫與決策、海馬體負責記憶、頂葉負責空間導航等。在活動中，個人會沉浸於「心流」（flow）狀態，這種專注投入的心智狀態，有助於提升大腦健康。

作為職能治療師，我的專業致力於推廣「參與活動能帶來健康」的理念。職能指的是對個人有意義、想要做的活動，只要活動選擇得當，並調整至適當的難易度，改個思維或作法，就能使不同背景與情況的人，都能順利參與想要做的活動，並從中獲益。

以下是一些有效活化大腦的活動原則：

一、選擇有興趣的活動：當人們投入感興趣的活動時，更容易進入心流狀態，從而活化身心，增強腦力，並提升成就感。

二、**主動優於被動**：主動參與如繪畫創作、寫作等活動，能刺激更多的大腦運作，優於被動接受資訊，如欣賞畫作、閱讀。

三、**積極的態度**：積極參與投入的模式，優於消磨時間的散漫。

四、**難易度適中、挑戰適切**：切忌做超過能力的活動，太困難會導致挫折感，消磨掉參與活動的動機。但當執行起來感到很輕鬆、難以激發思考，就要考量是否提升難度，或嘗試新活動，增加挑戰，才能有效誘發腦力鍛鍊。

五、**保持新鮮感**：一成不變，會太過安逸無趣。人的大腦需要接受不同的環境與活動刺激，才能保有神經迴路的新串連，增進大腦的靈活度與彈性。作息固定雖能提供長者生活安定感，但建議可「不變中求變」，在日常生活中有新奇的經驗，帶來大腦新刺激，例如每個月「固定」的小旅遊，可嘗試每次不同的旅遊路線。或唱卡拉OK不要只唱固定歌單，不妨挑戰幾首新歌。不論學習新技能、參加新活動、認識新朋友、都能刺激大腦，保持其靈活度。

六、**嘗試多元活動**：動腦活動的效益多具有專一性，這項做得好，不代表其他活動可勝任。因此，需要突破舒適圈，稍嘗試新的領域或活動類型，也許就會逐漸熟練，不再排斥參與。例如偏愛靜態活動的人，可以嘗試增加外出與他人互動的機會。

七、適度休息放空：人不能一直處於緊繃動腦狀態，依據注意力恢復（attention restoration）理論，大腦需要休息來恢復其功能，適當地放鬆與心靈療癒活動，能幫助大腦維持最佳狀態。

如何應用本書？

本書特別由失智症照護領域最具權威的醫師與專家學者們合作撰寫，希望透過本書以下幾個部分，達成對應的目標：

一、建立正確觀念：提供最新失智症預防知識與實證，解除常見的迷思，有助於觀念的釐清。

二、協助自我檢視動腦活動參與情形：藉由動腦生活型態小測驗，檢視您參與活動的類型屬性及動腦參與程度，在個人喜好前提下，探索新的活動領域與挑戰，鼓勵讀者能接受多元的刺激，更能造就大腦的彈性及應變能力。

三、行動才是王道：為提供具體多元的活動招式，多位專家合力貢獻所長，本書精選整理了文獻並結合實務，在健腦的六大類型活動（音樂藝術、語言學習、益智遊戲、日常生活與工作、心靈療癒活動、運動與休閒）中，共設計三十項具實證的建議活動招式。每項活動皆出自專家的專業經驗、且詳細說明其活化大腦的緣由、具體的科學證據及實施方式與操作重點等。希望讀者能參考活動招式、輕鬆落實。但書中所列作法僅為範例，讀者瞭解原則後，可隨自身健康做調整，甚至創新升級。要記住，只有真正付諸行動，才能遠離失智症！

誠摯期盼，本書能讓更多人擁有豐富多彩生活，遠離失智，享受健康人生！

註：更多心流說明請參考八十一頁「畫下森林中不同的聲音 享受一場心流體驗」

1. Livingston, G., Huntley, J., Liu, K. Y., Costafreda, S. G., Selbæk, G., Alladi, S., Ames, D., Banerjee, S., Burns, A., Brayne, C., Fox, N. C., Ferri, C. P., Gitlin, L. N., Howard, R., Kales, H. C., Kivimäki, M., Larson, E. B., Nakasujja, N., Rockwood, K., Samus, Q., … Mukadam, N. (2024). Dementia prevention, intervention, and care: 2024 report of the Lancet standing Commission. Lancet (London, England), 404(10452), 572–628. https://doi.org/10.1016/S0140-6736(24)01296-0
2. Song, S., Stern, Y., & Gu, Y. (2022). Modifiable lifestyle factors and cognitive reserve: A systematic review of current evidence. Ageing research reviews, 74, 101551. https://doi.org/10.1016/j.arr.2021.101551
3. Verghese, J., Lipton, R. B., Katz, M. J., Hall, C. B., Derby, C. A., Kuslansky, G., ... & Buschke, H. (2003). Leisure activities and the risk of dementia in the elderly. New England Journal of Medicine, 348(25), 2508-2516.
4. Kivimäki, M., Walker, K. A., Pentti, J., et al. (2021). Cognitive stimulation in the workplace, plasma proteins, and risk of dementia: Three analyses of population cohort studies. *BMJ, 374*, n1804. https://doi.org/10.1136/bmj.n1804
5. Kim, Y., Kim, S. W., Seo, S. W., et al. (2021). Effect of education on functional network edge efficiency in Alzheimer's disease. *Scientific Reports, 11*(1), 17255. https://doi.org/10.1038/s41598-021-96721-5

健腦專家介紹（依姓氏筆畫排序）

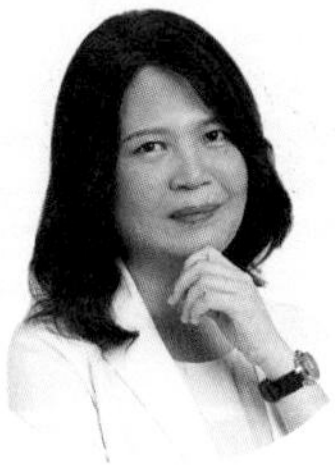

毛慧芬

國立臺灣大學職能治療學系教授
社團法人台灣職能治療學會監事／長期照護任務小組召集人
台灣失智症協會常務理事

曾任社團法人台灣職能治療學會理事長，主要研究領域為失智症的預防與照護，高齡健康促進及長照復能照護。長年投入國內長期照護及高齡政策，並熱心社會教育，期能將學術研究轉譯至民間實務推展，促進國人健康。

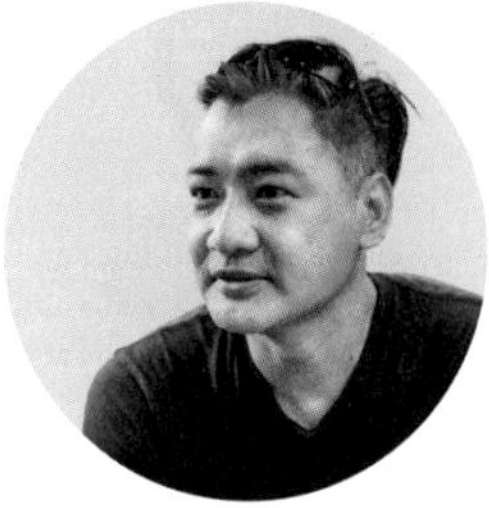

余家斌

國立臺灣大學森林環境暨資源學系教授／實驗林副處長
台灣森林保健學會理事長／林業署認證森林療癒師暨督導
傅爾布萊特哈佛大學公衛學院訪問學者

名列2022、2023與2024年科學影響力全球前2%頂尖科學家，研究領域為自然環境、遊憩活動與人類健康，研究主題包含森林療癒、健康旅遊、自然資源遊憩、休閒遊憩管理，特別是如何透過森林療癒活動來促進健康，著有「森林療癒力」一書，為台灣森林療癒研究與推廣推手之一。

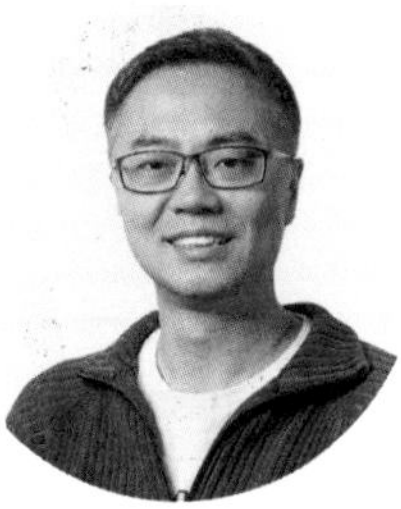

吳建德

美國佛羅里達大學職能治療學系副教授
美國佛羅里達大學麥克奈特腦研究院認知老化及記憶研究中心副教授（Center for Cognitive Aging and Memory in McKnight Brain Institute）

主要研究專長為認知神經科學與認知介入。曾擔任國立臺灣大學職能治療學系副教授、國立臺灣大學附設醫院精神部兼任職能治療師、東京大學國際神經智慧研究中心特任準教授。

國立臺灣大學腦與心智科學研究所副教授

美國伊利諾斯大學香檳分校心理系畢業，專長探討與文化相關的生活經驗如何影響腦部的生理性老化，以及東西方年輕人與老年人之腦部對物體、背景和物體-背景關聯資訊的處理差異。

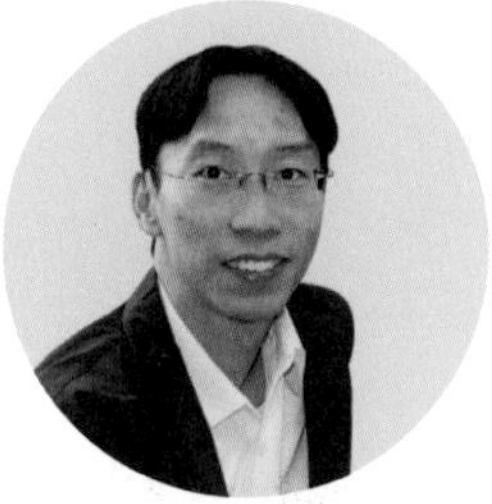

吳恩賜

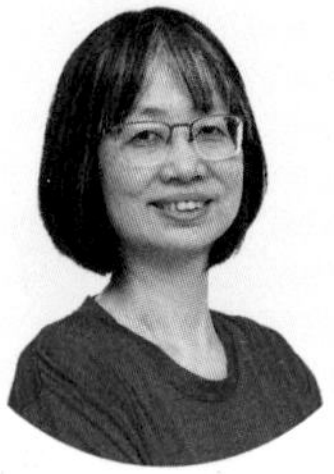

吳菁宜

長庚大學醫學院副院長暨健康老化研究中心主任
長庚大學職能治療學系教授
社團法人台灣職能治療學會理事長

專長健康促進、認知訓練、虛擬實境以及神經復健，研究與產品發展方向為開發2D與3D虛擬實境認知訓練系列軟體，將已有實證的認知訓練模式發展為實際使用的模組化方案，落地使用在各社區據點與機構。

職能治療師／藝術治療師

人稱鋁罐老師，一位結合職能治療與藝術治療的行動治療師，過去曾於失智據點、養護機構、護理之家、監獄、社福單位、安寧病房、博物館、美術館等機構帶領藝術團體，為《人本存在：年長者與照顧者藝術治療》、《失智症非藥物治療》共同作者。

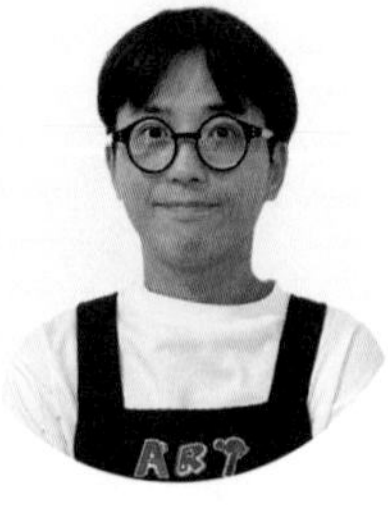

呂冠廷

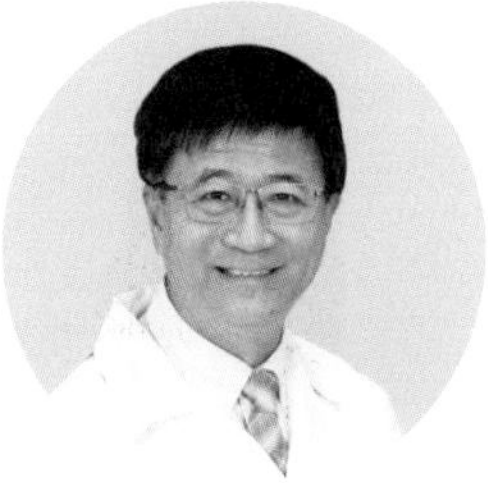

邱銘章

憶安診所專任神經專科醫師
國立臺灣大學醫學院附設醫院神經部兼任醫師
國立臺灣大學醫學院神經科兼任教授

專精神經科相關疾病的研究與治療，包括記憶障礙、失智症、睡眠障礙及其他神經系統疾病。

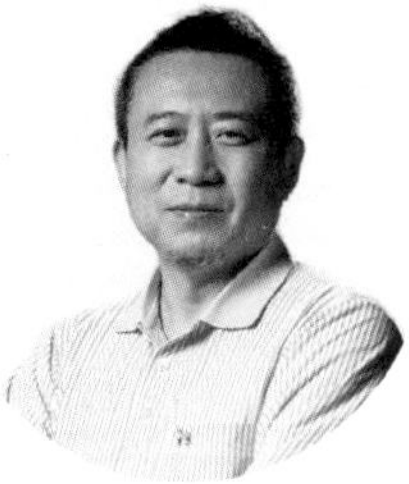

柯宏勳

延希職能治療所所長
台灣失智症協會理事
台灣在宅醫療學會理事

2004年離開醫院，全職投入長照的資深社區職能治療師，曾任失智老人基金會附設聖若瑟失智老人中心兼任職能治療師及職能治療督導，亦擔任台灣失智症協會多屆理事，近年除了臨床職能治療失智個案與照顧者，也參與各種失智症教育訓練、輔導及政策推動。

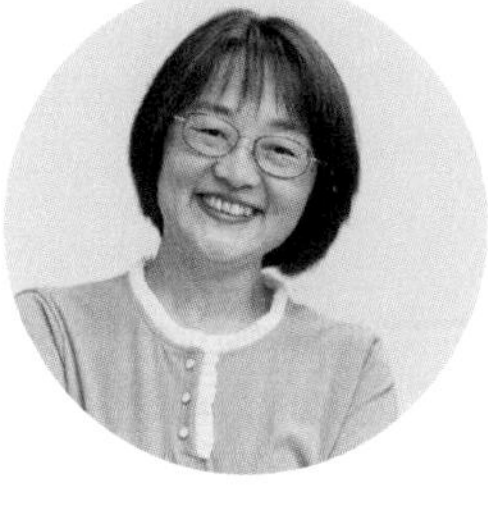

胡君梅

華人正念減壓中心創辦人兼執行長

正念（mindfulness）、正念減壓（MBSR）及正念相關領域之教學與督導，為台灣唯一榮獲正念減壓發源地－美國麻州大學醫學院正念中心（CFM）認證之正念減壓老師與師資培訓導師。2014年首將正念減壓訓練帶給失智症照顧者，並於2015年與天主教失智老人基金會合作。

國立臺灣大學心理學系特聘教授
國立臺灣大學身體心靈文化整合影像研究中心主任

專長為失智症早期偵測、神經心理認知功能評估與工具開發、認知功能介入以及腦造影技術。目前兼任臺灣大學附屬醫院的臨床神經心理督導、臺灣心理學會理事、臨床心理師公會全國聯合會長照委員、亞洲神經心理學會的常務理事。

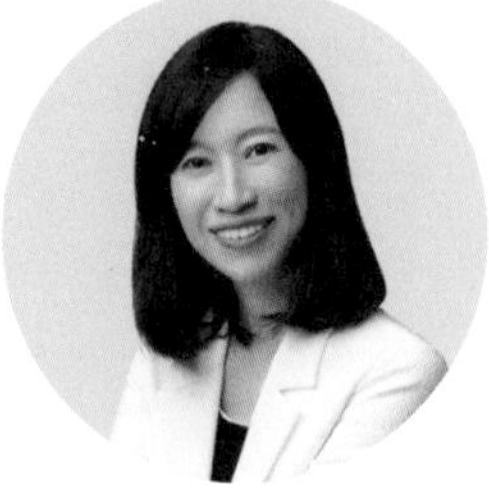

張玉玲

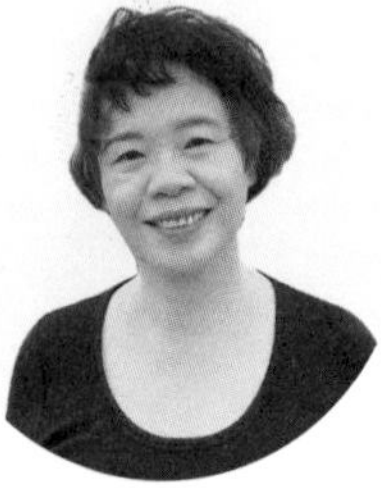

張玲慧

國立成功大學職能治療學系副教授

曾任亞太職能治療區域聯盟總會長、社團法人台灣職能治療學會理事長，協助推動長期照顧2.0居家專業服務與社區預防延緩失能。後擔任成大醫院失智中心失智照護諮詢門診之兼任職能治療師。目前與屏東縣政府合作，推動樂智友善社區，輔導日照中心，翻轉傳統日照照護模式至無圍籬共融照護。

長庚大學職能治療學系副教授

專長為認知衰退之介入與預防、社區長者健康促進、神經心理工具評估開發。協助發展多個社區延緩失能失智方案，並發表多篇社區認知退化長者之認知介入實證成效研究。

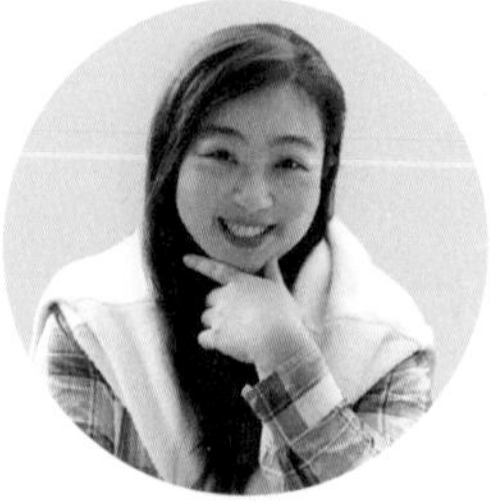

莊宜靜

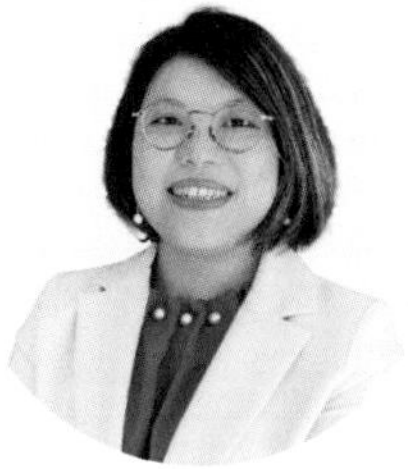

董懿萱

音樂治療師／職能治療師

畢業於國立臺灣大學職能治療學系、美國Drexel University音樂治療與諮商研究所，曾任財團法人天主教失智老人社會福利基金會職能治療師／音樂治療師，致力於失智症照顧者團體的音樂療癒活動推廣。

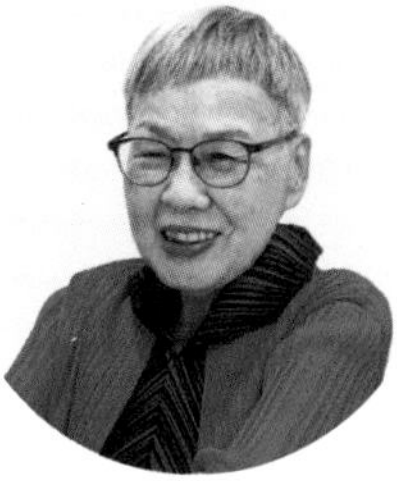

劉秀枝

臺北榮民總醫院特約醫師
國立陽明交通大學醫學院兼任教授級臨床教師

失智症領域醫學權威，臺北榮民總醫院一般神經內科前主任，59歲時依規畫好的人生時間表，從醫療的第一線退下，現為臺北榮民總醫院特約醫師、國立陽明交通大學醫學院兼任教授級臨床教師；固定撰寫《聯合報》元氣周報及《康健雜誌》專欄。

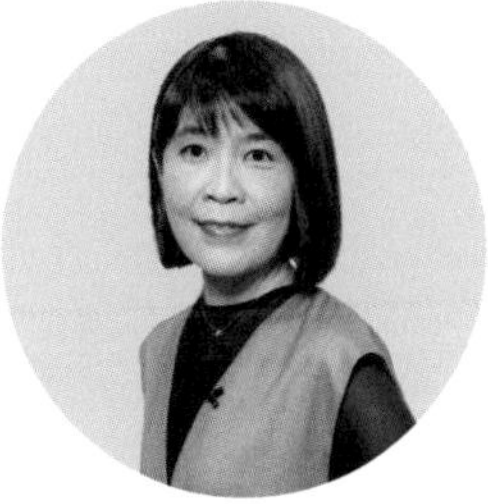

蔡佳芬

台灣臨床失智症學會理事
鈺璽診所專任醫師
振興醫療財團法人振興醫院特約醫師

專長失智症精神情緒行為症狀，失智症照護者諮詢。曾任台灣失智症協會理事、台灣老年精神醫學會理事及臺北榮民總醫院老年精神科主任。

Part 1
健腦迷思大解密

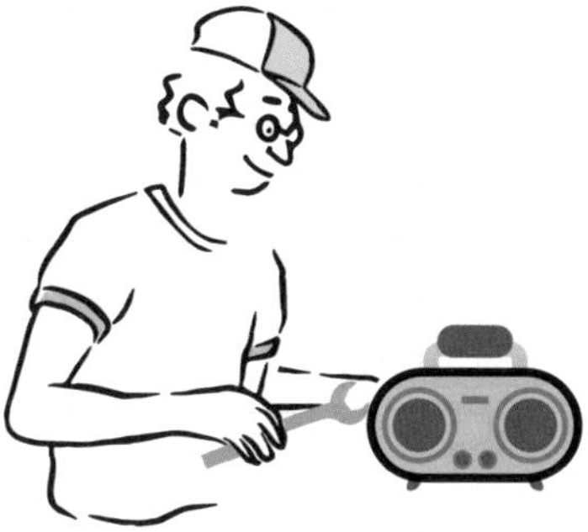

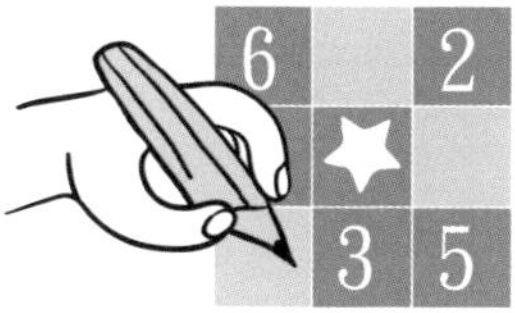
6 2
3 5

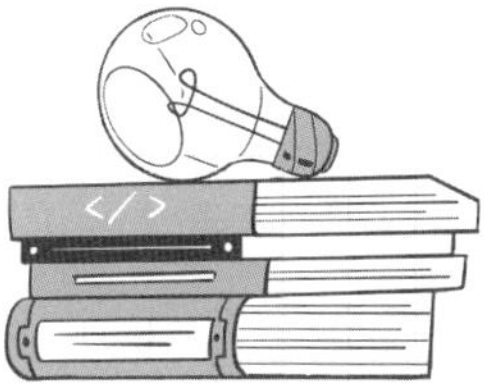

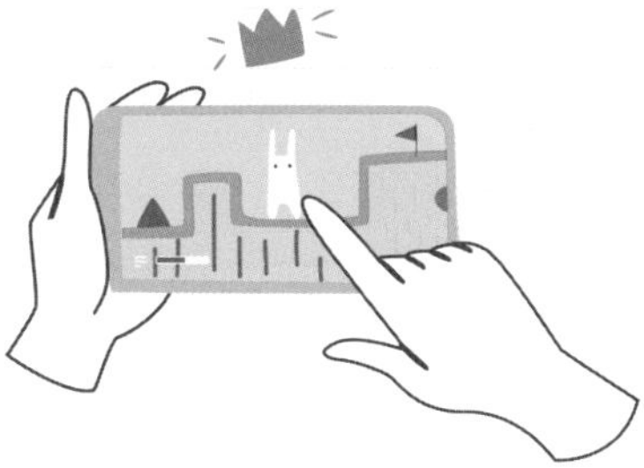

Q1

老是忘東忘西，我要失智了嗎？

劉秀枝／臺北榮民總醫院特約醫師

忙碌和一心多用導致健忘，有些「記不起來、說不出來」的現象只是正常老化。

很多人因自覺忘記了很多重要的事、記性變差了，擔心地去看失智門診。為什麼現在很多人覺得自己記性不好？常常是因為事情太多了。尤其是中壯年人，工作忙碌、壓力大、焦慮、煩躁和憂鬱常使他們感到記憶力減退。這就像原本牆上的掛鉤最多只能掛三件衣服，但你硬要掛十件，那難免有六七件會掉在地上，這是很正常的。我們不應該只看到掉在地上的衣服，卻忽視了掛鉤盡責地掛好的三件。

忙碌、一心多用 容易健忘

單純的健忘往往是因為攬下太多事情，一心多用的結果。最有效的對策是專注於當下，一次只專心做一件事，完成後再進行下一件，這樣才是幸福的生活方式。

與失智症相比，健忘的人沒有其他認知障礙或日常生活障礙，忘記的事情過一會兒就能重新想起。例如偶爾忘了東西放在哪，但通常能循線找到；偶爾會忘記吃藥、忘記約會、忘記新朋友的名字，或是忘了前天晚餐吃了什麼，但慢慢回想或稍加提示，還是能想起來。

失智的遺忘 記憶幾乎是空白

健忘的人會告訴別人自己記性很差，而失智的人則是被別人說記憶力差，當事人卻不自覺。失智者會不斷忘記東西放哪，還會懷疑有人偷走或藏起來；也會頻繁忘記平常該做的事。關於昨天或近期的記憶幾乎是空白，能記起來的事物很少，還會忘記親朋好友的名字。常被說「你已經說過這件事了」，但自己卻一點印象也沒有。如果忘東忘西的程度逐漸惡化，甚至遺忘範圍擴大到全面，那就需要注意失智的可能。

除了忙碌和一心多用導致的健忘，有些「記不起來、說不出來」的現象只是正常的老化，或是所謂的「舌尖現象」，這些都是不打緊的。但輕度認知障礙、暫時性全面失憶症及失語症，則不是健忘。如果懷疑自己的記性有問題，還是該去就醫，因為不一定是失智。即使真是失智，也不一定是阿茲海默症，醫師會依病情及需求，給予治療和照護建議。

Q2

現在沒有失智，有需要鍛鍊腦力嗎？

邱銘章／憶安診所專任神經專科醫師

沒有失智的人更應及早儲存腦本，大腦高儲備的人萬一失智了，他們的抵抗力也比較好。

沒有失智的人更應及早儲存腦本，這也是近年很重要的大腦儲備理論。研究顯示，從事可刺激大腦功能的心智活動或創造性活動，可降低罹患失智症風險，最多可降低四到五成。每個人都應養成終身學習的習慣，以增強腦細胞間有效的神經鍵結，儲備大腦認知功能也就是「存腦本」。

已有很多研究證實，教育程度愈高，從事工作的內容愈複雜多樣，對避免失智愈有保護效果。但為何很多大學教授、名醫、科學家和元首級人物，明明有極高的智識水準，還是罹患失智症？那是因為導致失智的危險因素很多。但及早做大腦儲備，能有助延後失智發生。假設這些名人沒有如此高的大腦儲備，或許更早就失智了。

大腦高儲備　失智初期退化慢

而大腦高儲備的人萬一失智了，他們的抵抗力也比較好。臨床上觀察到，很多腦本好的失智者，在做用藥的智能測驗時，常都能拿高分，甚至覺得題目太簡單了。他們多能維持在輕度病程好些年，退化速度也慢很多。不過研究也顯示，一旦進入失智病程後半時，儲備高的人反而退化得更快。

豐富活動　對大腦的良好投資

如果把失智者放在家中「被電視看」，或像在疫情期間，長者足不出戶，認知功能常會嚴重下降。由此就能看出，豐富的認知活動對腦力的維持，是比愛憶欣、憶思能等藥物的效果還好。相信即使未來有新藥上市，但不停地給大腦存腦本，也就是豐富且持續的認知活動，始終會有「不昂貴、無風險、少副作用」的優勢。所以年輕到老都保持健康且活躍的生活方式，或是送去長照據點參加活動，對大腦都是很有價值的投資。

Q3

「存腦本」真的有用嗎？會不會做東做西忙半天，還是白費工夫？

吳建德／美國佛羅里達大學職能治療學系副教授

愈來愈多的證據顯示，擁有豐厚的大腦儲備金，通常能給我們更好的韌性，對抗因老化或疾病造成心智功能退化導致的負面影響。

台灣即將面臨超高齡社會，多數人常擔心有沒有存夠老本供應老年生活，包括存腦本。而「腦本」，顧名思義，相當於「大腦功能的儲備金」。愈來愈多的證據顯示，擁有豐厚的大腦儲備金，通常能給我們更好的韌性（resilience），對抗因老化或疾病造成心智功能退化導致的負面影響。腦本包含了可視為「硬體資本」的大腦儲備（brain reserve）、「軟體資本」的認知儲備（cognitive reserve）、與攸關前兩項資本「流失速度」的大腦維護力（brain maintenance）三個元素。

腦本三大元素

一、**大腦儲備**指的是每個人大腦的原本「體質」，例如神經元的數量、神經元之間的連結等。神經元是大腦中的一類細胞，是重要的基本運算單元，很多功能都是透過多個神經元之間的複雜合作完成的。如果大腦體質原就身強力壯，自然不容易受到老化或疾病等影響。

二、**認知儲備**指的是認知功能應對老化、腦損傷、腦退化的適應力，若一個人原本認知功能的效率、能力、彈性是高的，適應力就愈高。高認知儲備量通常跟高教育程度、高智商、工作型態的高複雜度、多元持續的日常休閒或運動習慣等因素有關。

三、**大腦維護力**指的是每個人由於天生的基因或後天的生活型態，會有不同的腦本流失速度。比如說，長期處在情緒高壓力的狀態下，對於大腦是一種慢性毒藥，腦本會加速流失。反過來說，流失速度愈慢，在老化過程中比較容易維持高腦本。

別忽略情緒健康

日常生活中，我們有一些方法可以幫忙維持或增加腦本。飲食方面，地中海型飲食調理中，大量食用蔬果與橄欖油，已證實有助於延緩阿茲海默症的發生。生活方面，時不時地走出自己的舒適圈，認識一些新朋友、嘗試一些新活動、學習一些新的技能，都能幫助增加腦本。另外，現代人常常忽略了自己的情緒健康，因此，多一點自我的身心覺察，如感覺壓力過大或情緒超載，必要時尋求心理健康專業的幫忙，也有助於減緩大腦的老化。

Q4

調整生活型態，真的能預防失智嗎？

張玲慧／國立成功大學職能治療學系副教授

生活型態的重要性，包括規律運動、多動腦、多社交及健康飲食、做好高血壓、糖尿病等慢性病管理等，都有助於降低失智風險。

是的！確實可以。現在開始，沒有太早也沒有太遲！透過健康的生活型態、有規畫的生活大小事，可讓自己認知功能退化緩慢，預約一個不失智的未來。

生活型態 有助降低失智風險

世界衛生組織於二〇一九年發表了「降低失智與認知功能退化風險的指引」，強調生活型態的重要性，包括規律運動、多動腦、多社交及健康飲食、做好高血壓、糖尿病等慢性病的管理等都有助於降低失智風險。

世界首屈一指的醫學期刊《刺胳針》於二〇二四年發表論文回顧近年失智相關研究，也提出藉由控制生活型態、慢性病管理與安全的環境（如降低空汙、減少跌倒的環境），可以降低五成失智發生。芬蘭的FINGER研究自二〇一五年發表後，在國際引起強烈回響與關注，參與者在兩年內參與密集的體能與認知活動、定期的營養與心血管疾病管理諮詢，結果顯示參與者的認知功能、身體質量指數（BMI）、飲食習慣與身體活動都有明顯進步。

認知功能 可以「回到」三十歲

英國艾希特大學的研究追蹤近廿萬銀髮族八年，發現健康的生活型態，如規律運動、豐富的社交活動、多動腦的活動，以及健康的飲食習慣（如地中海飲食），可以降低帶有阿茲海默症基因者近三分之一的失智風險。美國芝加哥西北大學的「超級長者研究」發現，八、九十歲長者若能保持身體活動、不斷學習新事物、有豐富的社交生活及健康飲食，其認知功能可與三十歲的年輕人相當。

既然健康的生活型態可以預防失智，職能治療提出的「生活型態再造」觀念，可以幫助我們養成健康的生活習慣。基本原則是，先從注意自己日常活動與規律開始，再思考如何改變，訂定實際可行的目標，付諸執行，再去分析幫助我們成功或者阻礙的因素。

生活中的動腦機會 你知道多少

例如可思考，多動腦的認知活動在日常生活中隨手可得，但自己是否有把握機會？實際可行作法舉例如下：

一、**檢視日常活動與規律**：追劇後，與家人討論劇情，既可訓練記憶力，又可促進家人感情；早上散步時，把昨天碰到的人，所說的話，細細回想一次；買東西時，邊買邊心算總價，或記住各物品的單價；善用機會學習新的知識，例如有問題時、上網找尋解方；學習新的電腦功能，到社區大學上課時勤記筆記、學習家庭修繕DIY等等，都是訓練認知功能的好方法。

二、自我評估：了解並根據自己的年齡、身體狀況等，評估適當的身體活動量是多少。然後觀察記錄自己一天或者一周做了哪些身體活動，是否符合以上所推薦的身體活動量。如果有，恭喜您！繼續加油，也鼓勵家人朋友一起。如果沒有，可以思考如何開始改變。

三、訂定目標：多走路，或把機車、汽車停遠一點，或坐大眾運輸提前一站下車。若樓梯空間安全，上樓盡量走樓梯。坐捷運時不乘坐電扶梯、改走旁邊的樓梯。把常用物品放在較低處、藉取物時深蹲；曬衣架拉高十公分、曬衣服時可練臂力等等。上述都是藉由日常生活中的小事，增加身體活動量的好方法。

總結來說，生活型態介入是目前已知最好的失智預防策略之一。我們可以藉由規畫生活中的大小事，來達到預防失智、維持大腦健康的目標。

Q5

訓練大腦，就是訓練記憶力嗎？

毛慧芬／國立臺灣大學職能治療學系教授

「腦力」包含六大面向，只專注在訓練記憶力，只能訓練到一部分認知功能。

隨著年齡增長，記憶力的退化是最有感的，但如果只專注在訓練記憶力，很可惜的是，只能訓練到一部分認知功能。

「認知功能」也就是一般俗稱的「腦力」，是指一個人的大腦如何感知及處理訊息、記憶、學習、理解、推理和解決問題等能力，是人們能夠執行日常生活、學習、工作、和社交能力等的重要基礎。

認知功能六大面向

認知功能涉及到大腦的各種功能，不僅有記憶力，還有各種面向，常見如下：

一、**注意力**：指大腦專注於訊息或活動的能力，包括長時間維持專注力、能找到目標物、一心二用的複雜注意力等。

二、記憶：指儲存和檢索訊息的能力。包括短期記憶（如記得剛剛認識人的名字、早餐吃什麼）、工作記憶（指能保持注意力以完成任務）和長期記憶（經過數日或數月後，仍能記得的事件或訊息）等不同形式。通常也分為語言記憶及視覺記憶。

三、語言：指理解和使用語言的能力，包括語言理解、言語表達、閱讀和書寫等。

四、知覺動作：指能夠將視、聽、觸、味和嗅覺等系統感知並理解的外界訊息，指引身體進行相應的行動。通常涉及到反應速度、空間運作與空間概念等。

五、執行功能：指專注於任務、計畫、組織、解決問題、控制衝動及彈性調節行為等高階能力。

六、社會認知：指理解和處理社交情境、推斷他人意圖和情感及建立人際關係的能力等。

訓練認知功能中的單一面向，能不能同時鍛鍊到其他面向？目前答案是：有困難。

早期著名的美國大型認知訓練ACTIVE研究，發現訓練具「專一性」。他們將健康長者分組為四組，分別做記憶力、推理／問題解決能力，反應速度及沒有接受任何訓練。結果顯示，完全沒有訓練組都沒有顯著進步。訓練的三組分別在其訓練的項目上有立即成效，甚至在數年後仍維持部分成效。然而此功效僅發生於有訓練的認知功能，無法轉移到其他功能，例如推理訓練組，只有在邏輯推理表現上有顯著進步，此訓練效果並未類化及轉移到記憶力或處理速度。

認知訓練　愈多元愈好

全面詳細檢視文獻也支持，多元面向的認知訓練，比單一面向的訓練有更好的轉移效果。換言之，多方多面的訓練，對其他未訓練到的能力及生活功能，更有幫助。如同飲食均衡一樣，不要只從事單一認知活動，而應採取「多多」方式，即「多參與」及「多種類」。均衡多元的動腦活動才是幫助我們維持、促進腦力的不二法門。

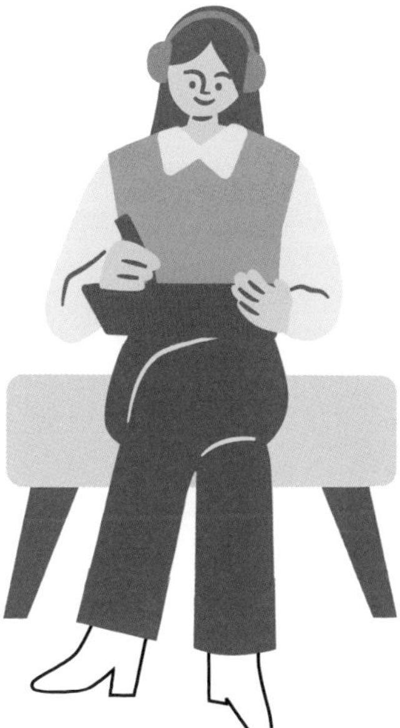

Q6 持續做同樣的認知活動有用嗎？

吳菁宜／長庚大學醫學院副院長暨健康老化研究中心主任

重複練習可幫助我們掌握細節並提升精熟度。在初期階段是必要的，有助於鞏固所學內容和技巧。當熟悉度達到一定程度時，應適當更換活動。

在探討持續進行同樣的認知活動是否有用這個問題時，我們需要考量練習的熟悉度和所練習的活動種類。

當我們開始進行一項新的認知活動時，由於對該活動不熟悉，需要反覆練習以鞏固所學的內容和技巧。這是學習的基本方式。重複練習可以幫助我們逐漸掌握活動的細節並提升精熟度。這個過程中，我們的大腦會進行多種生理和化學變化以支持學習。

重複練習 增加神經活化

根據Jolles等人的研究，重複的認知活動會引發大腦突觸的可塑性，增加突觸分泌化學物質的效率和數量，從而提升神經連接性。同時，Kandel等人指出，重複練習會增加神經活化，導致突觸強度增加，即所謂的長時程增強作用（long-term potentiation）。這些生理變化有助於我們更好地習得並記住所練習的任務。

然而，當我們對一項認知活動已經非常熟悉，繼續重複練習的效果將逐漸減少。這時，雖然持續練習可以加深印象，但學習效果不再顯著。因此，建議可以更換其他認知活動進行練習，保持大腦活力和學習效果。

多樣化練習　防止大腦倦怠

為了達到更持久和全面的學習效果，可以同時使用兩到三個不同的認知活動，例如玩數獨、撲克牌撿紅點、回憶前一天或前幾天的三餐的內容等，隨機交替練習。這樣的多樣化練習方式可以防止大腦對單一活動的倦怠感，同時促進更廣泛的神經連接和突觸可塑性。當對這些活動都非常熟悉後，再進行新的活動練習，以此循環，將有助於長期保持大腦的敏捷性和認知功能。

也就是說，持續做同樣的認知活動是否有用，取決於練習的熟悉度和方式。在初期，重複練習是有效而且必要的；熟悉度達到一定程度時，就適當更換練習活動，或採取多樣化的練習方式，以活化學習效果和大腦健康，實現最佳的學習成果。

Q7

直接挑戰超難任務，認知促進效果會比較好嗎？

呂冠廷／職能治療師

訓練腦力應量力而為，如果任務太難導致卡關，帶來挫折感，反讓人失去興趣，那就本末倒置了。

要達到認知功能促進的效果，選擇活動難度必須適中，既不能太簡單，也不能過於困難。根據認知儲備理論，執行高認知需求活動，或學習新事物、參與特別任務時，可以幫助大腦認知促進和延緩退化。但要注意，還是得兼顧挑戰難度和動機，如果任務太難導致卡關，帶來挫折感，反讓人失去興趣，那就本末倒置了。

量身訂做活動難度

從職能治療師的角度，我們會建議從「剛剛好的挑戰」開始，即依據個人能力「量身訂做」活動難度。專業的作法會包括：活動分析、難度分級、發揮本身優勢或消除阻礙，也就是使活動不會困難到難以實行，或簡單到太過無趣。此外，還應設定具體目標，使人在執行任務時獲得更多回饋，進而提升動機和成就感。

剛剛好的挑戰最好

從心流（flow）理論來看，「剛剛好的挑戰」有助於創造心流狀態，也就是全心全意投入的狀態。在這種狀態下，人們會感到高度控制感和成就感，有助於提升體驗和內在動機。

在訓練腦力上，確實應量力而為，有助各得其所。在一項關於老年人活動心流與認知表現的研究指出，對於認知功能高的人而言，高認知需求活動有較佳心流體驗；相反的，對認知功能低的人來說，低認知需求活動能帶來更好的心流體驗。心流體驗能幫助人保持積極心態，能自我調節，提升參與度，從而增強訓練和學習效果。

最後，提供四個有助心流產生的要點，幫助讀者自我檢視，以增加機會體驗心流的產生：

一、**挑戰的平衡**：即剛剛好的挑戰，既不能太難，也不能太簡單。

二、**立即性回饋**：在過程中有回饋機制，例如能知道做得對不對，好隨時修正和調整。

三、**明確目標**：可以如同在玩遊戲般，設定分數或目標、拆解步驟等方式。

四、**心理因素**：當日的狀態、情緒、較佳警醒度、動機和興趣等，也會影響心流的產生。精神好心情佳，較易進入心流狀態。

註：更多心流說明請參考八十一頁「畫下森林中不同的聲音 享受一場心流體驗」

Q8

訓練「主動推理」與「高階認知彈性」，對預防失智更有效嗎？

吳恩賜／國立臺灣大學腦與心智科學研究所副教授

主動推理和高階認知彈性訓練，會讓大腦更有應付老化的本錢。老後難免記性差了找不到老餐廳的路，如果會用手機的Google Map，還是可以用導航找到。

在我們的日常生活中，我們常需要做決策，無論是選擇午餐吃什麼，還是決定投資哪支股票。這些決策都需要我們的大腦主動推理和高階認知彈性的運作。

我們先來了解什麼是主動推理。在心理學中，主動推理是指我們搜集外在環境的各項資訊，並整合自己原先的經驗與知識，推理出可行的方案並實際執行。例如，當我們需要選擇A或B時，就要我們主動地思考和處理，才能做出決定。這種行為就是主動的。相反，被動的行為是由外界因素引起的，不經思考，比如我們的膝蓋被輕輕一擊，腳就會自動彈起，這就是被動的反應。

同樣是去公園走一走，如果是自己規

畫，要去公園看盛開的櫻花，並順便約上朋友一起喝咖啡聊天，就是典型的主動推理後的決定。如果是被家人勉強一起去散步，那就是被動的。

提高認知彈性 更快適應新挑戰

至於高階認知彈性，是一種複雜的認知過程，要結合多種認知能力，如注意力、記憶力或情緒等。例如，當我們需要做出決策時，我們得專注於選擇，並記住過去的經驗，這就需要高階認知彈性。常見的如上市場買菜，更複雜的如選擇買什麼股票，需要調動諸多能力來做決定，並在遇到錯誤或失敗時，還能再修正或承受結果。

那主動推理訓練和高階認知彈性訓練如何幫助預防失智症呢？研究發現，這兩種能力的訓練可以提高我們的認知彈性，使我們在面對新的挑戰時，能夠更快地適應和學習。此外，這種訓練也可以幫助我們的記憶力和注意力，這對於預防失智症非常重要。

出國旅行 對大腦是很好的刺激

這樣的積累學習，會讓大腦更有應付老化的本錢及韌性。老後難免記性差了找不到老餐廳的路，如果你會用手機上的Google Map，還是可以用導航找到。其次，應及早開始多接觸新事物，多出門走走，尤其是出國旅行。不同文化對大腦是很好的刺激。如果家中有年輕人能教導學習新技能，自然很好。即使沒有人教，不妨自己上網學習，如此不但可同時訓練主動推理和高階認知彈性，有助提高認知能力，並保持我們的大腦活躍和健康。

Q9

多與人互動，對大腦功能有幫助嗎？

莊宜靜／長庚大學職能治療學系副教授

與別人互動的過程中，我們的思考會持續受到他人的刺激和挑戰。與他人積極的社交，不僅能降低總體死亡率，還能防止記憶力衰退。

與他人積極的社交互動，對大腦功能確實有著顯著的正面影響。研究發現，多元的社交關係、高度的社交接觸，不僅能降低總體死亡率，還能防止記憶力衰退，晚年有較好的認知功能。

在與別人社交互動的過程中，我們的思考會持續受到他人的刺激和挑戰，在相處過程中，會有很多新穎和多樣的刺激，如溝通交換各種觀念、信息、活動、語言和非語言社會線索、面孔和言語模式，會迫使我們的大腦不斷學習和適應，優化認知功能。

與同事鄰居相處 可產生好的壓力

值得注意的，這種能對大腦產生多樣的刺激，主要發生在與更多周邊或不同人的接觸中，例如一般朋友、鄰居和同事，會因社會學習而產生良性壓力，這是種「好的壓力」，由於彼此之間沒有那麼密切相關，不像與直系家庭成員和其他親密知己間熟悉、重複和舒適的交流，反而更具認知豐富性，這些經驗更能夠刺激大腦的活力。

親友交流 可以增強情緒健康

不過，與親近的朋友和家人的交流能提供更多情感支持，增強個人的情緒健康。這些互動可以促進一些有益的神經化學物質的分泌，如多巴胺、血清素和催產素，這些物質與快樂、滿足感和社交聯繫有關，也是非常有價值的人際互動。

所以我們需要多參與不同類型的社交活動，與各種人群互動，這不僅有助於豐富我們的社會生活，還能有效地促進我們的大腦健康，優化認知功能。所以，你今天有跟鄰居或同事聊聊嗎？或是有與家人多相聚嗎？

Q10

心情好不好，跟大腦功能有關嗎？

蔡佳芬／台灣臨床失智症學會理事

情緒好壞，對於身體健康，有著深遠而且全面的影響。好心情能增加血清素、多巴胺、催產素和腦內啡的釋放，促進記憶和社交互動。

情緒好壞，對於身體健康，有著深遠而且全面的影響。研究發現，憂鬱焦慮會削弱免疫系統，提高感染的風險，令人容易患上癌症，增加心血管風險，惡化原本的慢性病。而情緒的總司令部，正是大腦。心情糟糕，可是會影響大腦健康。

壞情緒 影響睡眠、決策能力

動畫電影《腦筋急轉彎》生動地描繪了情緒如何影響人。主角萊莉的情緒成了擬人化的鮮明角色，樂樂、憂憂、怒怒、厭厭和驚驚。在「大腦總部」中透過控制台影響著她的行為與記憶。從醫學面來說明，簡單分為幾點：

一、情緒對大腦結構的影響

外觀與海馬相似的腦中部位「海馬體」是負責記憶和學習的區域，這地方的萎縮被認為是阿茲海默症的生物特徵。長期負面情緒，會導致體積變小。

二、情緒對大腦功能的影響

情緒可干擾前額葉皮質層，影響控制決策能力。也會改變大腦重新組織結構的能力，或導致大腦網絡活動異常，使人難以完成任務。

三、情緒對睡眠與腦部健康的影響

焦慮會釋放壓力激素，干擾睡眠。而深度睡眠與鞏固記憶和清除腦中有毒物質有關，睡眠不足會增加腦中β-澱粉樣蛋白濃度，提高罹患失智症的風險。

好心情 增加多巴胺、腦內啡

喜樂的心乃是良藥，一點不假。好心情能增加血清素、多巴胺、催產素和腦內啡的釋放，促進記憶和社交互動。能降低細胞激素，減少慢性發炎。能增強神經元連結，促進神經新生，提升學習功能。能促進社交互動，減輕孤獨感。更會提升動機，促進良好的飲食及運動習慣。

好心情就像是替大腦點了一盞燭光，走得更穩，更不會迷路。人生難免心情不美麗，憂鬱可以透過各種方式來治療。調整好心情，讓你頭腦壯壯。

Part 2

日常活動
型態小測驗

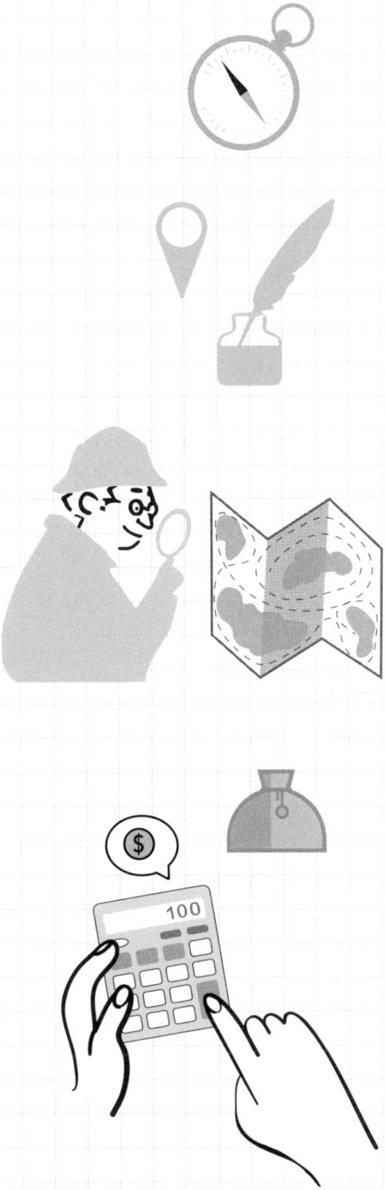
$
100

日常活動型態小測驗

你是每天記帳、打掃家務，喜歡料理，偶爾和親友相約打麻將的生活實踐者；熱愛學習新知識，樂於追求新知，會報名社區大學課程或持續進修的行動知識家？還是喜歡編織、音樂，會定期參觀美術館的感性藝術家？

每個人生活的喜好和選擇不同。因此，不同生活型態、不同性格的人，存腦本也不該只有一套方式，甚至是同樣的人，也可以有多樣的健腦活動，增加大腦的彈性。我們可以先了解自己目前的生活型態，再從中發現自己最需要的健腦活動是什麼類型，或是多方嘗試，找出最能持之以恆的活動，讓活動融入日常，實踐不失智的生活。

實踐不失智生活的第一步，先動動筆也動動腦進行測驗，來審視自己的生活是什麼類型吧！

這樣準備更有效

☐ 筆　☐ 九九乘法表或是計算機

使用步驟

1. 請依照你平時的生活狀況，圈選以下日常活動的「參與頻率」及「燒腦程度」。
2. 將兩個分數相乘，就會得到該活動的分數小計。
3. 加總各大類的分數，計算該類型的總分。

日常活動型態測驗表

表格向度說明

參與頻率：代表平時參與這些活動的頻率，如果該題活動有很多種，請依照「整體參與的頻率」，如一周中「採買家庭必需品」及「準備餐點」的總頻率來填答。

燒腦程度：代表這類活動花費腦力的程度，如果該題有很多種活動，請照該項目中活動的「平均」感受來填答，例如一周中「採買家庭必需品」及「準備餐點」的平均燒腦程度。

活動類型		參與頻率						燒腦程度			小計
		從來沒做過	每年一—二次	每季一—二次	每月一—二次	每周一—四次	每周五次以上	很輕鬆	有點燒腦	很燒腦	參與頻率×燒腦程度
A	1.音樂活動 彈奏樂器、唱歌	0	1	2	3	4	5	1	2	3	
A	2.藝術創作 繪畫、攝影、摺紙	0	1	2	3	4	5	1	2	3	
A	3.參與藝文活動 聽音樂會、參觀美術館、博物館	0	1	2	3	4	5	1	2	3	
A	4.手工藝活動 編織、拼布、裁縫	0	1	2	3	4	5	1	2	3	
											A 總分：＿＿＿＿
B	1.益智活動 拼圖、七巧板	0	1	2	3	4	5	1	2	3	
B	2.數位遊戲 手機遊戲、電腦遊戲	0	1	2	3	4	5	1	2	3	
B	3.家人、親友桌遊同樂 撲克牌、桌遊或麻將	0	1	2	3	4	5	1	2	3	
B	4.數理計算活動 數獨、算數學題	0	1	2	3	4	5	1	2	3	
											B 總分：＿＿＿＿

	活動類型	參與頻率						燒腦程度			小計
		從來沒做過	每年一—二次	每季一—二次	每月一—二次	每周一—四次	每周五次以上	很輕鬆	有點燒腦	很燒腦	參與頻率×燒腦程度
C	**1.文字創作** 寫日記、寫作、網路短篇評論	0	1	2	3	4	5	1	2	3	
C	**2.參與課程或完成資格檢定** 社區大學等課程、 中餐丙級證照、語言檢定等	0	1	2	3	4	5	1	2	3	
C	**3.自學新知** 閱讀、聽演講、看知識性節目、 用電腦手機新軟體或應用程式	0	1	2	3	4	5	1	2	3	
C	**4.看書報雜誌** 小說、網路新聞	0	1	2	3	4	5	1	2	3	
											C 總分：________
D	**1.財務處理或投資理財** 繳費、存款、 買賣股票或基金、外幣換匯	0	1	2	3	4	5	1	2	3	
D	**2.全職／兼職工作、志工服務或參與社區活動** 公司顧問、流浪狗之家志工、 扶輪社、社區管理委員會活動	0	1	2	3	4	5	1	2	3	
D	**3.居家環境管理** 清潔浴廁、換燈泡或燈管	0	1	2	3	4	5	1	2	3	
D	**4.健康管理** 掛號就醫、量血壓、 依處方領藥用藥、購買或 保養個人醫療用品及輔具	0	1	2	3	4	5	1	2	3	
D	**5.生活採買或準備餐點** 買生活必需品、規畫午餐、 煮飯	0	1	2	3	4	5	1	2	3	
D	**6.家庭照顧** 含照顧年幼、生病家人或寵物	0	1	2	3	4	5	1	2	3	
											D 總分：________

活動類型		參與頻率						燒腦程度			小計
		從來沒做過	每年一～二次	每季一～二次	每月一～二次	每周一～四次	每周五次以上	很輕鬆	有點燒腦	很燒腦	參與頻率×燒腦程度
E	1.參與宗教活動 上教堂、寺廟祭拜、祭拜祖先、點光明燈、念經	0	1	2	3	4	5	1	2	3	
	2.靜心沉思 冥想、打坐、瑜珈、正念默觀	0	1	2	3	4	5	1	2	3	
	3.觀看影音 看電視、聽收音機、看網路影片或直播	0	1	2	3	4	5	1	2	3	
	4.貼近自然 登山、看海等戶外活動	0	1	2	3	4	5	1	2	3	
								E總分：________			
F	1.運動或觀看運動賽事 跳舞、武術、太極拳、看運動比賽	0	1	2	3	4	5	1	2	3	
	2.旅遊活動 自助旅行、參加旅行團	0	1	2	3	4	5	1	2	3	
	3.園藝活動、從事農務 種花、種蔬果、修剪花木	0	1	2	3	4	5	1	2	3	
	4.與親友互動 打LINE／電話聯絡、拜訪不同住的親友	0	1	2	3	4	5	1	2	3	
								F總分：________			

註：改編自國科會計畫「日常活動參與認知負荷量表」之發展與驗證：鄭彩君講師（亞洲大學職能治療學系）、毛慧芬教授（國立臺灣大學職能治療學系）、吳建德副教授（美國佛羅里達大學職能治療學系）

結果說明

根據測驗結果，找出你的生活類型，
並依照建議開始生活型態的挑戰安排！

A 類分數最高：

你是感性藝術家，對美有獨到的見解，有雙鑑賞的慧眼；喜歡甚至擅長手作、有自己的生活美學。

最快上手：音樂藝術類活動

增加挑戰：語言與學習類活動、運動與休閒類活動

B 類分數最高：

你是趣味遊戲王，無法錯過有趣的活動，能趁機跟親友互動更開心，常有活潑的想法，讓生活更加豐富。

最快上手：益智遊戲類活動

增加挑戰：日常生活與工作類活動、心靈療癒類活動

C 類分數最高：

你是行動知識家，熱愛學習，走在科技、新知的前端。

最快上手：語言與學習類活動

增加挑戰：音樂藝術類活動、心靈療癒類活動

D 類分數最高：

你是生活實踐者，擅長日常生活打理，讓一切井然有序是你的專業。

最快上手：日常生活與工作類活動

增加挑戰：運動休閒類活動、益智遊戲類活動

E 類分數最高：

你是療癒愛好者，無論從事什麼活動，充實內在是生活中最重要的事。

最快上手：心靈療癒類活動

增加挑戰：語言與學習類活動、日常生活與工作類活動

F 類分數最高：

你是交流活動王，運動旅遊活動筋骨、四處遊覽，或是與親友交流都是常做的事。

最快上手：運動與休閒類活動

增加挑戰：日常生活與工作類活動、益智遊戲類活動

我們提供了6類型共30個活動建議，現在開始根據你的生活型態類型，建立最適合的健腦生活！

Part 3
生活健腦活動

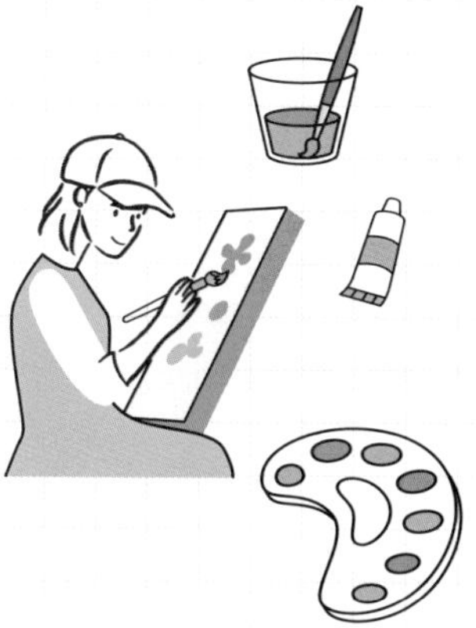

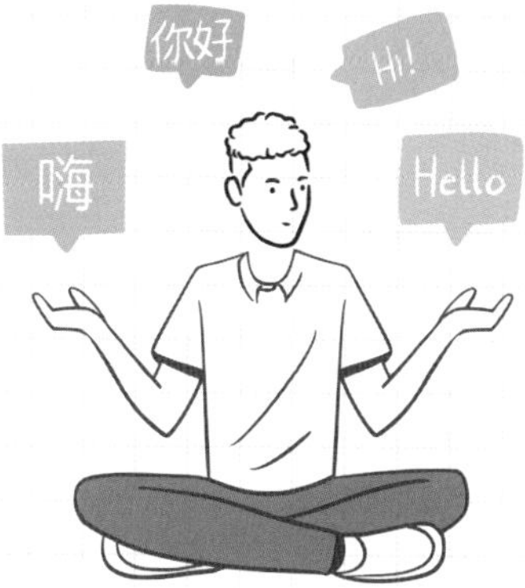
你好
Hi!
嗨
Hello

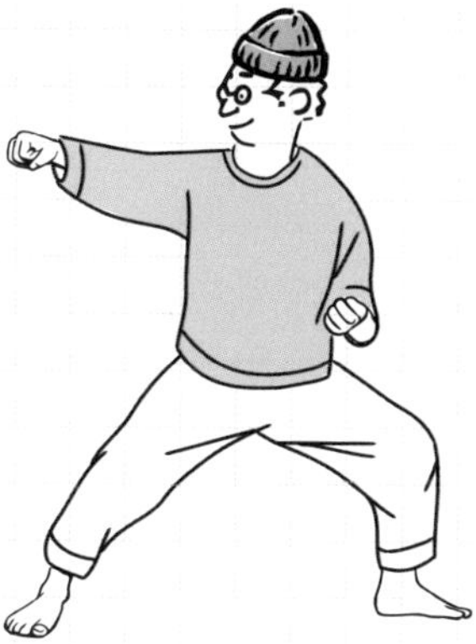

使用指南

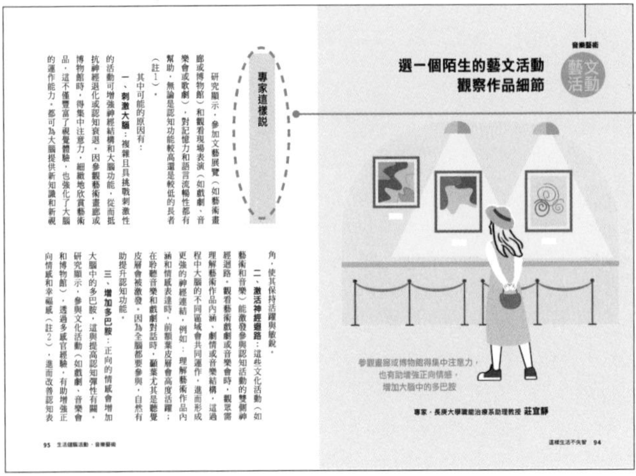

專家這樣說

由該篇專家整理出的科學實證理論，也是進行本招式的重要心法，讓你行動前先理解原則，更事半功倍。

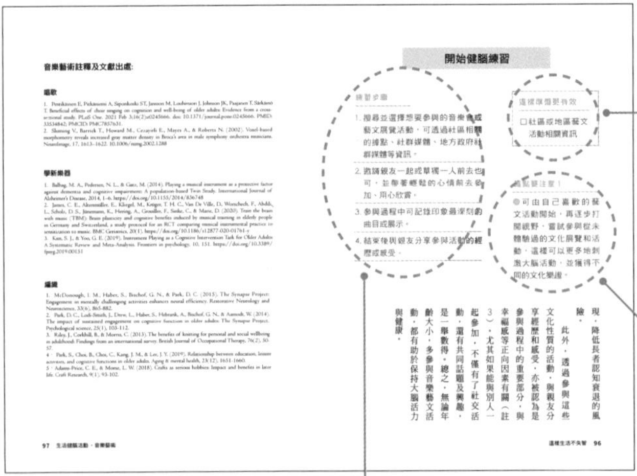

這樣準備更有效

開始進行招式前，可以先準備的事物清單，特別設計。

這點要注意！

進行招式時的叮嚀及調整難度建議，讓你在安全空間環境下，放心活動存腦本。

練習步驟

招式進行的步驟，幫助你按部就班開始健腦練習。

音樂藝術

唱歌

動員大腦
不看歌詞唱完一首歌

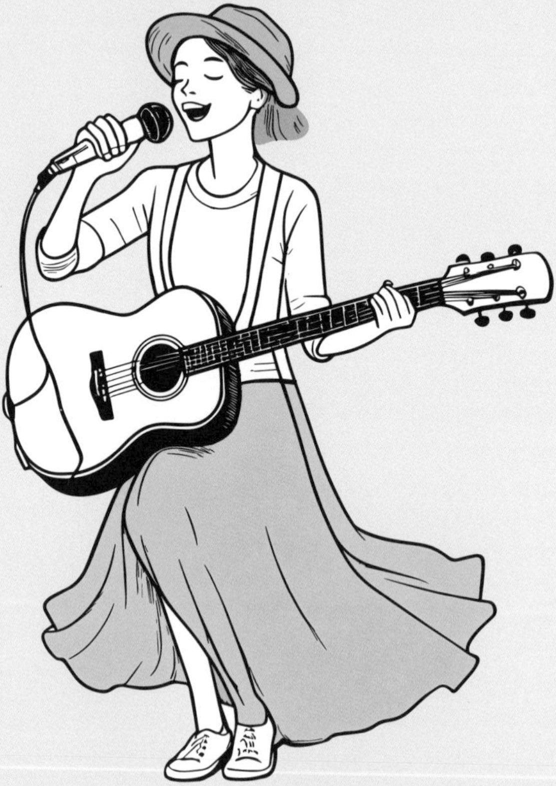

試著跟著音樂哼唱，直到能完全背誦歌詞為止

專家・音樂治療師 **董懿萱**

專家這樣說

歌唱，是一種美好且具有多重意涵的活動。當你開口唱歌時，需要理解歌詞、記憶旋律，還要發聲唱出正確的曲調，對於大腦來說，唱歌是一個多領域共同作用的精妙活動。需要聽覺、發聲運動、語言、認知和情緒一起配合運作方能協調演出。

發出聲音唱首歌，就會刺激兩區以上的大腦皮質系統之間的持續相互作用，如發聲會激發頂葉—顳葉的作用、聽覺則需要顳葉—額葉的感知通路，形成循環交互系統一起工作，才能感知正確旋律並唱出音樂。除了這些核心系統之外，跟注意力、工作記憶、節奏和情感相關的其他前額葉、邊緣系統和小腦區域，也都會在歌唱感知和創作過程中交相輝映，共同參與、發揮作用。

多人一起歡唱 還能降低焦慮

隨著年齡的增長，前額葉這個負責高階認知功能的區域，常常是首當其衝最快退化、最容易萎縮的區域。但研究也有激勵人的發現，音樂能延緩前額葉的退化，可說是預防老化效果十分卓越的利器。

更值得一試的是，如果你不是獨自唱歌，而是參加歌唱班、合唱團等與他人一同演唱，聲音的交匯還增加心靈和社會的聯結，可以增加更多的社會參與，增加社交活動，焦慮、憂鬱和孤獨感都會減少。所以，歌唱不僅僅是音符的跳動，更是心靈的舞蹈和健腦的好方法。

開始健腦練習

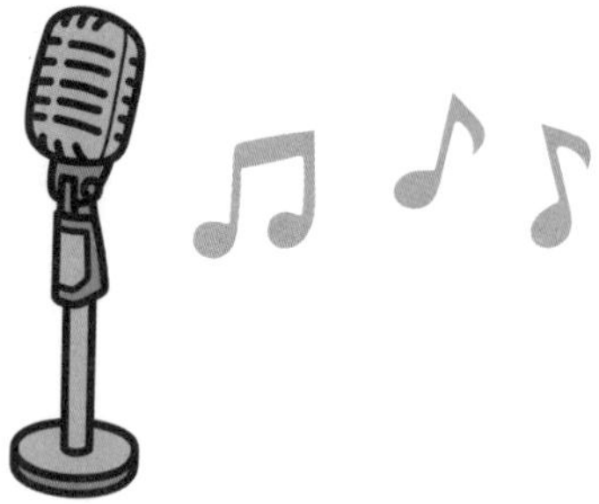

這樣準備更有效

- □ 歌詞
- □ 歌譜
- □ 伴奏（伴唱帶或影片）

練習步驟

1. 將歌曲拆解成小段落，反覆聆聽，仔細感受旋律、節奏和歌詞，可以試著單純閱讀歌詞，理解歌詞的意境與意思。
2. 了解歌曲的音樂結構，有幾段歌詞、幾次主歌、幾次副歌。
3. 試著跟著音樂哼唱幾次，之後可慢慢試著不看歌詞跟唱，直到能完全背誦歌詞為止。
4. 也可以加入合唱團或歡唱班，多人一起更有趣味。

這點要注意！

● 如果想要提高難度，可以用哼唱的方式，哼出隨意旋律，或是將一首歌的歌詞用其他旋律來唱，提升「創造力」這項高階認知功能。

挑戰新樂器
享受每天10至15分鐘的練習

學新樂器

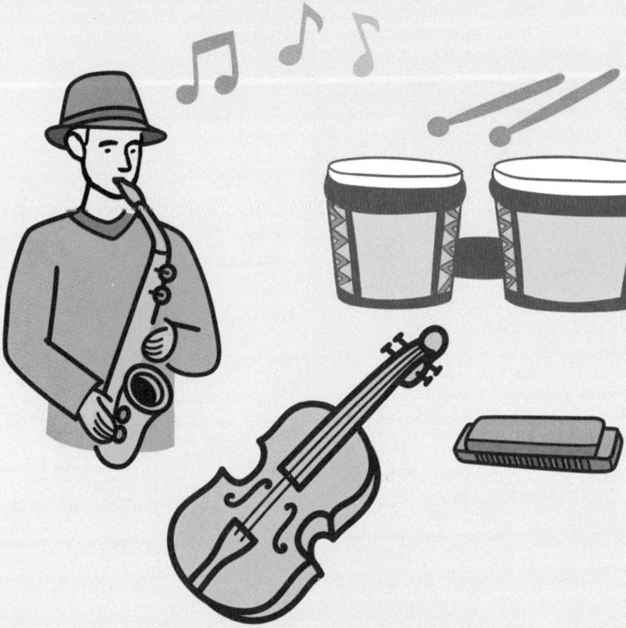

不用急於學習太多新技巧，練習時間也不用太長，
重點是享受過程、持續練習

專家・音樂治療師 **董懿萱**

專家這樣說

研究顯示，學習樂器能增強大腦的神經迴路連結，提升大腦的整體效率，提升記憶力、注意力和執行功能。因為演奏樂器時，需要同時讀樂譜、控制手指動作、聆聽聲音等，比單純訓練記憶力、判斷力的活動，需要更複雜的認知運作，也更能活化大腦。

沒有音樂基礎的人想要學習樂器，可以先試著挑戰打擊樂器，從基本節奏開始學起，試著敲出穩定的節奏，並跟著音樂旋律演奏打擊樂器，這樣一來，除了訓練節奏感，還可以創造出新的聽覺感受。

如果想挑戰能演奏出旋律的樂器，吹奏類型的樂器如口琴、直笛、陶笛等因為指法較少，是入門的好選擇；電子琴、烏克麗麗、吉他等弦樂器相較之下演奏方式比較複雜，但會有比較多變化，也可以有更好的認知訓練效果。

剛開始學習樂器可能會需要一段摸索的時間，不用急於學習太多新技巧，練習時間不用太長，十到十五分鐘也好，最重要的是享受過程，固定、持續的練習，才能達到認知訓練的效果。

開始健腦練習

練習步驟

以非洲鼓為例

1. 非洲鼓種類繁多，可以先比較不同鼓的差異再決定，或選擇最常見的金杯鼓（Djembe）上手。
2. 了解鼓的各個部位，如鼓身、鼓皮、鼓繩等，有助掌握打擊技巧。
3. 報名音樂教室、社區中心報名非洲鼓課程，接受有系統的學習，或尋找YouTube影片、非洲鼓書籍自學。
4. 從基本節奏開始練習，慢慢增加難度並持續練習。

這樣準備更有效

☐ 歌譜
☐ 樂器

這點要注意！

- 有些樂器的售價不斐，一開始可以考慮用租借樂器的方式，確定有興趣後再買樂器，降低學習門檻。

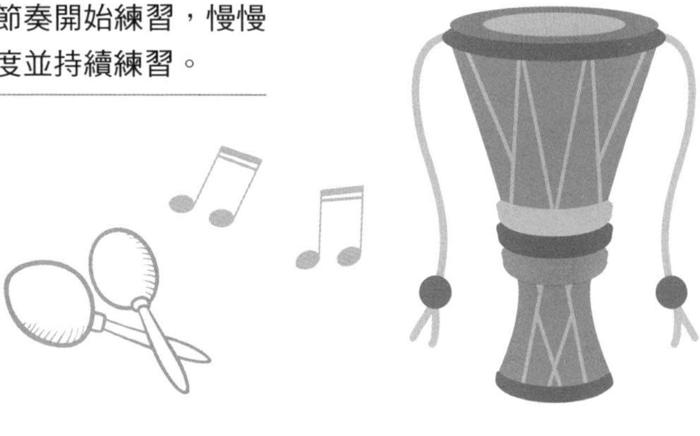

編織考驗手眼協調還要搭配呼吸覺察

編織

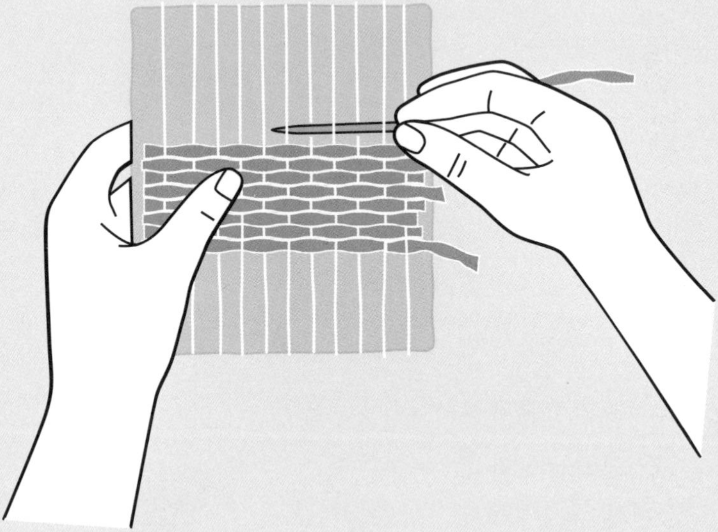

重複單調能帶來安定感，動作熟練後
大腦更有餘裕展示創意

專家・職能治療師 **呂冠廷**

專家這樣說

編織近來成為重新流行的古典手工藝，如鉤針、刺繡和拼布，這些活動通常需要花費較多時間，並且要求高度專注與耐心。

編織對視覺和手部精細動作有相當挑戰性，且需要良好的手眼協調能力。對於剛開始接觸編織的初學者來說，可能會因為複雜而感到退縮，但只要耐心學習並掌握基本原則，編織便能成為一項動作簡單、重複性高的藝術活動。

對於視力或精細動作不佳的人如長者，可先從簡單的編織活動開始，如使用粗毛線和顏色鮮豔的塑膠針進行編織。比較簡單的編織活動不僅有助逐步建立信心，還能在過程中搭配呼吸覺察，一吸一吐，與手部的一上一下相配合，透過覺察引導向內觀察身心狀態，觀察自己是否煩躁、放鬆或疲倦。

重複性 有助大腦發揮創意

做編織不僅是療癒的嗜好，研究顯示，持續學習三個月以上的複雜拼布活動對認知功能有顯著改善，這歸因於學習新事物和複雜技能所帶來的益處。此外，調查顯示，有做手工藝習慣的人（如編織、園藝等）專注力、思考和記憶等認知功能表現較出色。

編織雖然花費時間且看似重複單調，但這種重複性對創意是重要的，重複性動作能帶來安定感，當動作熟練以後，大腦開始更有餘裕，不但能以細節來展示創意，創作者也能因創意得到成就感。

開始健腦練習

這點要注意！

- 編織前，可先進行五到十分鐘的正念呼吸，幫助靜心，並透過編織時持續覺察呼吸來關注身心狀態。
- 每次的編織都可反映當下狀態，試著用筆記本或手機記錄當次心得，並將作品拍照，心得可記錄：投入程度、專注力、持續時間、心情等等。
- 編織較花費時間，需要耐心與恆心，但回饋立即且成功率高，是兼具藝術美感和實用性的活動。
- 若想學習進階編織技巧，可去坊間工作室或社區大學進修，既能培養有趣嗜好，還能提升認知功能。

這樣準備更有效

- ☐ 紙箱
- ☐ 多色毛線
- ☐ 剪刀
- ☐ 塑膠針或髮夾

成為習慣 幫你減壓放鬆

此外，「轉換」對大腦認知促進亦非常重要，所以建議在精熟一種編織方法後，可繼續挑戰不同的編織技巧，如嘗試不同的鉤法，或從方巾編織再進化到做零錢包，都可替大腦帶來新的認知刺激和適應性訓練。

初學時雖難免有挫折感，但當編織成為一種習慣，它能帶來放鬆、減壓和創造力。你知道嗎，還有研究證實手工藝愛好者，在晚年常能夠享有更高的生活滿意度。編織還能讓老後帶來更好的認知和心智鍛鍊、社會性、身分認同和高自尊，和更多的幸福感。

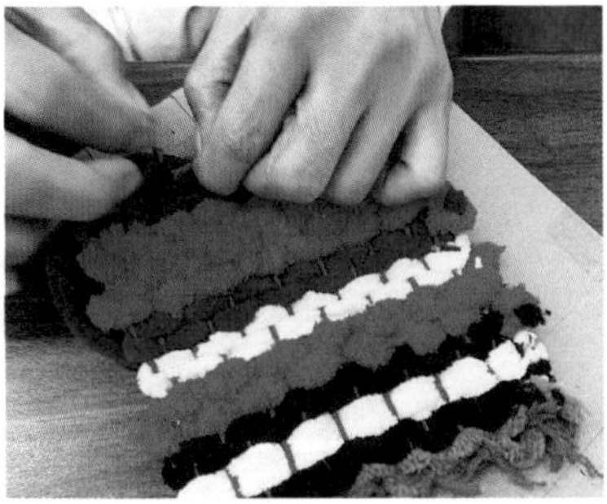

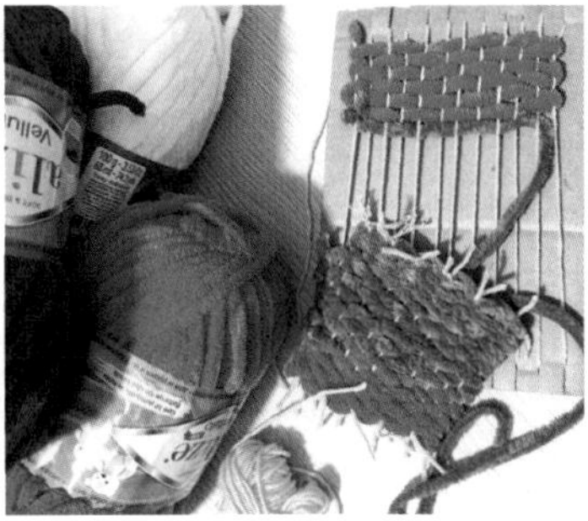

練習步驟

1. 拿一個家中不要的紙箱，依據所需大小剪成方形，並在上、下方剪出深一公分，間距一公分的間格，即成編織紙板。
2. 將毛線一端固定於間格（線頭預留五公分），照順序從上往下繞，從正面看毛線會是「川」字形。
3. 依喜好選擇毛線顏色，用塑膠針或髮夾夾住，以方便穿線。
4. 從上方開始，依據順序橫向編織（例：由上至下，從左至右），編織時，橫向毛線會一上一下穿過直向毛線。
5. 橫向完成一列後，往另一方繼續穿線，方向與前一段方向相反，上下也必須相反，才能形成編織網。
6. 若想換顏色時，剪斷毛線，綁上或接上另一條毛線，繼續操作。
7. 重複上述3至6步驟，直到所需大小完成。
8. 完成後，將毛線開頭和結尾與底板毛線打結固定。
9. 將紙板上下方的川字毛線用剪刀剪開，分別打結，即可成為一條小方巾或小杯墊。

拍攝記錄日常生活 欣賞並挑出3至5張精選照片

攝影

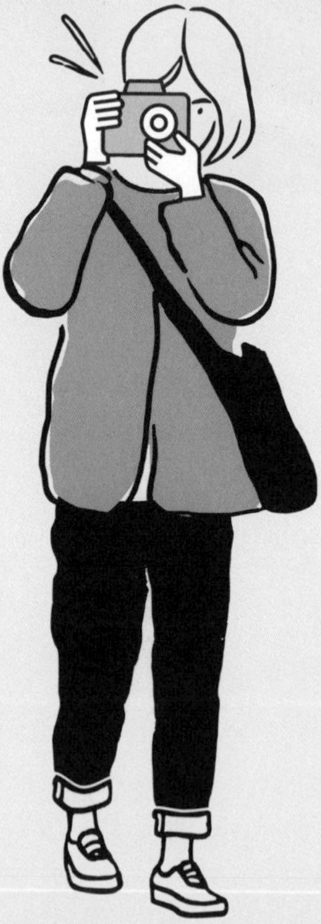

學習進階攝影，更有助於
改善記憶力和視覺空間處理能力

專家・職能治療師 **呂冠廷**

專家這樣說

人手一機的時代，每個人都能隨時攝影拍照、記錄生活。但如何拍出一張好照片，不僅是陶冶身心的生活藝術，還是一種很好的認知促進練習。加上科技的進步，應用方式更多元且更普及，即使年紀稍長，也能很快學會。如能學會App修圖、拼貼或改變相片風格等方式，就能創作富藝術性的作品。

改善視覺空間處理能力

不要小看學習進階的攝影功能過程，如單眼相機的參數調整（光圈、快門、白平衡、色調）以及照片編輯軟體，這些操作包含複雜的原理和步驟，都需要運用多種認知功能。研究指出，比起單純社交活動，如能在專業攝影師的教導下學習攝影，更有助於改善記憶力和視覺空間處理能力。

假使過程中刻意放慢節奏，攝影還能有助培養正念（mindfulness）的態度。因為拍攝時需要放慢步調，專注當下捕捉眼前的畫面，這過程是透過外在環境促進了內在覺知。之後再把精心拍好的照片，逐一審視挑選比較喜歡和不喜歡的照片，都有利於促進自我覺察。因此，攝影的重點不只要會操作器械，更是一種結合藝術和自我反思的複合式活動。

拼貼、繪畫 轉換心境

在藝術治療中，也常使用攝影來幫助提升心理健康。它可以成為一種特殊藝術媒材，還能結合拍攝、挑選、觀看、拼貼、書寫和繪畫等方式，透過圖像的心理投射，在想像和現實之間，穿越時間空間來催化或轉化心境，進而統整和重構自我。

在攝影時，可保持以下三個心態，除了拍出好照片，還能更了解自己並享受其中的趣味：

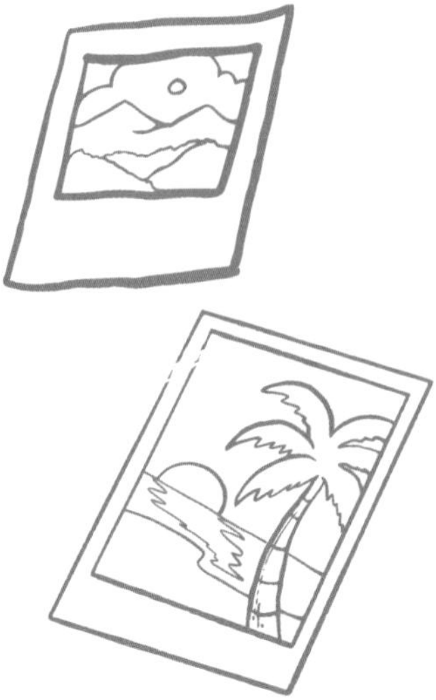

一、循序漸進，放心學習：從簡單的拍攝技巧開始，逐步學習相機各種功能和參數調整，以免因操作過於複雜而產生挫折感。

二、放慢步調，覺察環境和自己的關係：無論從決定拍攝地點到按快門的瞬間，每個環節都是自己有意或無意的選擇，放慢步調細細品味自己和環境的關係，更能享受攝影樂趣。

三、體驗攝影的藝術與反思：在拍攝過程中，不僅要注意技術操作，也可關注照片的藝術性和拍攝過程中的覺察，也是很好的情感表達練習。

開始健腦練習

這樣準備更有效

☐ 相機、拍立得或有拍照功能的手機
☐ 畫冊或筆記本
☐ 剪刀、膠水、畫筆或其他想拿來創作的工具

練習步驟

1. **工具準備**：依據個人狀況選擇合適拍攝工具，不一定要買相機，有拍照功能的手機也很好。但可事先學會操作方法，由簡單功能開始即可。
2. **規畫行程**：帶著輕鬆愉悅的心走出戶外，可特別安排行程或邀請朋友同樂，不要只拍人像，試著用不同方式記錄眼中所見。
3. **減法體驗**：回到家中整理拍攝的照片，並花點時間欣賞，想像這是某位藝術家作品，最後選出最喜歡的三至五張。
4. **攝影日記**：準備一本畫冊，將照片列印出來黏貼，寫上日期並在旁邊簡單記錄心情；或者上傳到社群媒體（如facebook、instagram等）並加上文字紀錄，但請注意這些內容是否想讓別人觀看。

這點要注意！

- 該使用專業相機或是一般手機呢？可依照個人偏好、過去經驗，以及學習狀態來調整，不需過於挑戰，以免影響拍攝體驗，建議由淺入深，保持樂趣和動機。
- 攝影是一門藝術，不只是器械使用而已，多感受環境與內在的關係，工具學習（相機技巧）與美感經驗（捕捉畫面）並重。
- 進階學習：透過坊間攝影課程，認識相機原理和參數調整技巧，亦可到美術館欣賞攝影作品（如國家攝影文化中心）。
- 創意應用：攝影是藝術治療的一種媒材，將照片列印出來，結合剪貼或繪畫工具進行複合創作。
- 善用攝影及整理照片陪伴長者：如果家中有長者，可以試著和他們一起蒐集懷舊照片、請他們幫別人拍照或被拍照。有研究指出，我們如果能和長者一起觀看熟悉的家人照片，或是製作個人相簿，不僅能讓長者多了互動機會，還可讓他們心情變好，減少焦慮，內心平靜、減少問題行為等。最重要的，不僅長者開心，對照顧者情緒也有正面幫助，故何樂不為。

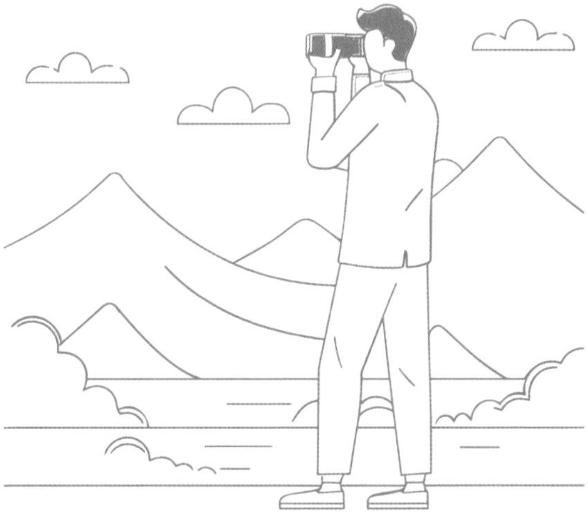

繪畫

不會畫畫也沒關係
嘗試藝術媒材進行創作

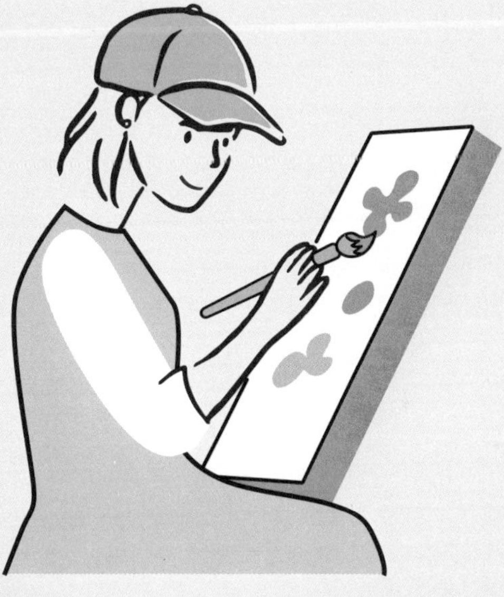

全心全意投入創作，會提升自我覺察和創造性
對心理健康有很好的正面影響

專家・職能治療師 **呂冠廷**

專家這樣說

你喜歡繪畫嗎？如果是，那恭喜你。世界衛生組織曾發表一篇大型文獻回顧，肯定藝術對於健康和福祉的積極影響，這不僅適用於病患，對於健康或亞健康的人在預防疾病和健康促進同樣具有益處。因為藝術能減緩認知衰退、改善生活品質和幸福感。對於輕度認知障礙者，藝術在整體認知、學習、記憶、複雜注意力的改善，都有科學證據。

從熟悉媒材開始動手

然而，許多平時鮮少從事創作的人，往往不知如何開始，害怕動手。偏偏「動手」創作在藝術活動中，又極為重要。研究指出，主動創作比被動參與（如參觀、聆聽、學習等）效果更好，對大腦認知促進效果更加顯著。往好處想，藝術媒材種類繁多，不妨從自己較熟悉或想嘗試的媒材開始，找時間去逛逛文具店或美術社，或蒐集家中不用的雜誌、紙材，都可以作為發揮創意成為藝術素材。

藝術有益於健康，但要注意，學習繪畫和藝術治療是不同的。學習繪畫是從教育出發，過程涉及較多認知運作，常常創作時也能帶來心理層面的療癒，像是自我照顧，支持、紓壓、情感或意念表達等。而藝術治療則是以治療為目的，過程較為嚴謹，需在藝術治療師陪伴下進行，藉由藝術的創造性和表達性反映內在狀態，並在治療關係中逐漸達到自我了解、修復、整合、轉變等，對病人帶來助益。

主動創作 提升自我覺察

藝術雖具有多重功能和目的，但研究顯示，無論是單純學習藝術或是用藝術來療癒自己，都能帶來健康的好處。前面提及，主動創作比起被動參與創作能激起更多的大腦預設迴路（DMN），有助在心理韌性能取得更高的分數；推測可能與主動創作時的心流有關，即當我們全心全意投入創作過程，會提升自我覺察和創造性，對心理健康都會有很好的正面影響。

為了更健康，更自在地從事藝術創作時，可注意以下原則：

一、藝術的不同目的性：無論自主學習、去畫室學畫或接受藝術治療，都對認知促進都有幫助。

二、動手創作的重要性：主動創作比被動參與更能促進認知功能，勇敢地跨出第一步，投入到創作中吧！

三、打造自己的藝術工具箱：準備畫筆、畫紙、顏料、剪刀、膠水和基本材料，並逐漸增加工具，隨著認識自己偏好，在每次創作時有更多選擇。

開始健腦練習

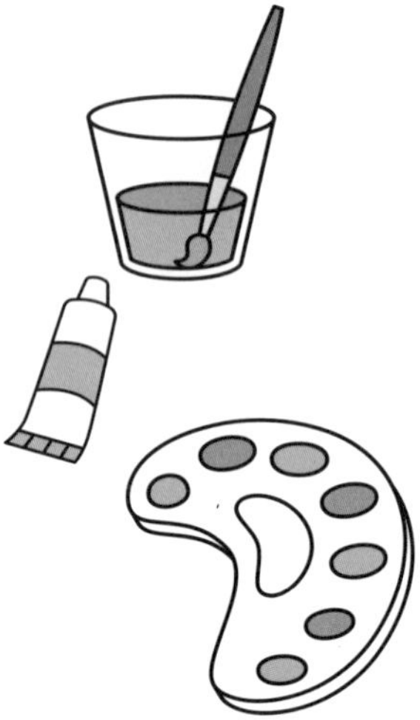

這樣準備更有效

打造個人藝術媒材工具箱：
☐ 畫筆類（水彩、粉臘筆、色鉛筆等）
☐ 畫紙類（圖畫紙、水彩紙、畫冊）
☐ 其他材料（雜誌圖片、色紙、包裝紙等）
☐ 文具（剪刀、膠水）
☐ 其他（發揮創意）

練習步驟

1. **創作準備**：創作之前，請評估環境是否輕鬆，時間是否充裕，準備要創作的藝術媒材，並放下手機。

2. **正念靜心**：閉上眼睛，給自己至少十次的深呼吸，連結當下身體和情緒感受。

3. **自我提醒**：創作是為了自己，不是為了他人，沒有標準、優劣、美醜，不以評價的態度進行。

4. **開始創作**：缺少經驗的人，第一筆是困難的，可以試著從塗鴉、臨摹開始，或挑一張有感覺的雜誌圖片來當作素材，減少焦慮後，慢慢投入創作。

5. **欣賞作品**：只要是用心投入的過程，都值得你花時間細細欣賞，並藉由作品更認識自己。

6. **反思書寫**：拿出筆記紙和原子筆，一邊看著作品，一邊寫下自己的感受，可以是一首詩、一句話，並在完成後幫作品命名。

7. **拍照記錄**：寫上日期和作品名稱在角落或背面，可以用手機拍下來存在相簿作為個人作品集，記錄歷程。

這點要注意！

- 創作可以有主題、也可以很自由，視個人經驗、偏好、直覺或當下狀態進行選擇。
- 對多數人來說，困難材料（如油畫、水彩）比簡單材料（如色鉛筆、蠟筆）會給大腦帶來更多認知運作。學習新事物是好事，但宜保持彈性，可循序漸進，以免帶來挫折。
- 一般而言，開放主題（如自由繪畫）比結構主題（如畫一隻動物）更具有創造性。但仍宜保持彈性，太過自由有時會無所適從，太過結構則限制想像。
- 利用媒材工具箱蒐集不同素材（如雜誌圖片、包裝紙、貼紙），有助於促進創意和打破框架。
- 藝術和技巧密不可分，但經驗的積累可以擴充表達方式，若想精進，也可去畫室學習，一切視個人需求、目的和經濟條件而定。畢竟樂意投入學習，才是重點。

選一個陌生的藝文活動
觀察作品細節

藝文
活動

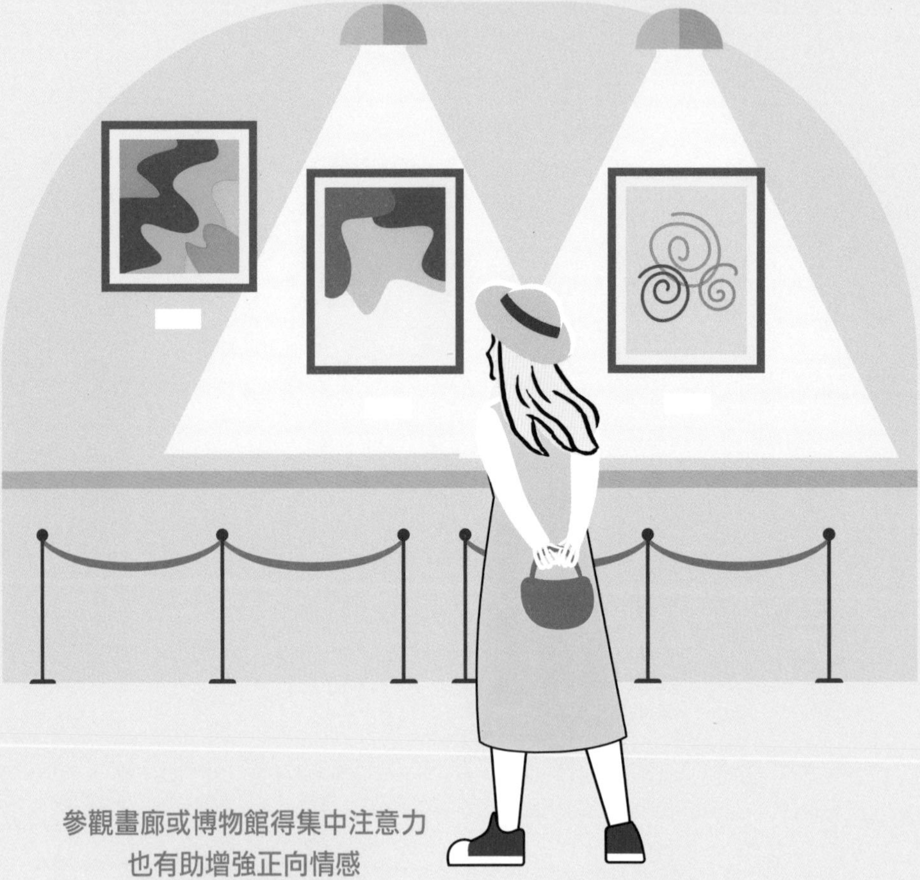

參觀畫廊或博物館得集中注意力
也有助增強正向情感
增加大腦中的多巴胺

專家・長庚大學職能治療學系副教授 **莊宜靜**

專家這樣說

研究顯示，參加文藝展覽（如藝術畫廊或博物館）和觀看現場表演（如戲劇、音樂會或歌劇），對記憶力和語言流暢性都有幫助，無論是認知功能較高或較低的長者。

其中可能的原因有：

一、**刺激大腦**：複雜且具挑戰刺激性的活動可增強神經結構和大腦功能，從而抵抗神經退化或認知衰退。因參觀藝術畫廊或博物館時，得集中注意力，細緻地欣賞藝術品，這不僅豐富了視覺體驗，也強化了大腦的運作能力。都可為大腦提供新知識和新視角，使其保持活躍與敏銳。

二、**激活神經迴路**：這些文化活動（如藝術和音樂）能激發參與認知活動的雙側神經迴路。觀看藝術戲劇或音樂會時，觀眾需理解藝術作品內涵、劇情或音樂結構，這過程中大腦的不同區域會共同運作，進而形成更強的神經連結，例如：理解藝術作品內涵和情感表達時，前額葉皮層會高度活躍；在聆聽音樂和戲劇對話時，顳葉尤其是聽覺皮層會被激發。因為全腦都要參與，自然有助提升認知功能。

三、**增加多巴胺**：正向的情感會增加大腦中的多巴胺，這與提高認知彈性有關。研究顯示，參與文化活動（如戲劇、音樂會和博物館），透過多感官經驗，有助增強正向情感和幸福感，進而改善認知表現，降低長者認知衰退的風險。

開始健腦練習

練習步驟

1. 搜尋並選擇想要參與的音樂會或藝文展覽活動，可透過社區相關的據點、社群媒體、地方政府社群媒體等資訊。
2. 邀請親友一起或單獨一人前去也可，並帶著輕鬆的心情前去參加、用心欣賞。
3. 參與過程中可記錄印象最深刻的曲目或展示。
4. 結束後與親友分享參與活動的經歷或感受。

這樣準備更有效

- □社區或地區藝文活動相關資訊

這點要注意！

可由自己喜歡的藝文活動開始，再逐步打開視野，嘗試參與從未體驗過的文化展覽和活動，這樣可以更多地刺激大腦活動，並獲得不同的文化樂趣。

此外，透過參與這些文化性質的活動，與親友分享經歷和感受，亦被認為是參與過程中的重要部分，與幸福感等正向因素有關。尤其如果能與別人一起參加，不僅有了社交活動，還有共同話題及興趣，一舉數得。總之，無論年齡大小，多參與音樂藝文活動，都有助於保持大腦活力與健康。

音樂藝術 註釋及文獻出處：

唱歌

1. Pentikäinen E, Pitkäniemi A, Siponkoski ST, Jansson M, Louhivuori J, Johnson JK, Paajanen T, Särkämö T. Beneficial effects of choir singing on cognition and well-being of older adults: Evidence from a cross-sectional study. PLoS One. 2021 Feb 3;16(2):e0245666. doi: 10.1371/journal.pone.0245666. PMID: 33534842; PMCID: PMC7857631.
2. Sluming V., Barrick T., Howard M., Cezayirli E., Mayes A., & Roberts N. (2002). Voxel-based morphometry reveals increased gray matter density in Broca's area in male symphony orchestra musicians. NeuroImage, 17, 1613–1622. 10.1006/nimg.2002.1288

學新樂器

1. Balbag, M. A., Pedersen, N. L., & Gatz, M. (2014). Playing a musical instrument as a protective factor against dementia and cognitive impairment: A population-based Twin Study. International Journal of Alzheimer's Disease, 2014, 1–6. https://doi.org/10.1155/2014/836748
2. James, C. E., Altenmüller, E., Kliegel, M., Krüger, T. H. C., Van De Ville, D., Worschech, F., Abdili, L., Scholz, D. S., Jünemann, K., Hering, A., Grouiller, F., Sinke, C., & Marie, D. (2020). Train the brain with music (TBM): Brain plasticity and cognitive benefits induced by musical training in elderly people in Germany and Switzerland, a study protocol for an RCT comparing musical instrumental practice to sensitization to music. BMC Geriatrics, 20(1). https://doi.org/10.1186/s12877-020-01761-y
3. Kim, S. J., & Yoo, G. E. (2019). Instrument Playing as a Cognitive Intervention Task for Older Adults: A Systematic Review and Meta-Analysis. Frontiers in psychology, 10, 151. https://doi.org/10.3389/fpsyg.2019.00151

編織

1. McDonough, I. M., Haber, S., Bischof, G. N., & Park, D. C. (2015). The Synapse Project: Engagement in mentally challenging activities enhances neural efficiency. Restorative Neurology and Neuroscience, 33(6), 865-882.
2. Park, D. C., Lodi-Smith, J., Drew, L., Haber, S., Hebrank, A., Bischof, G. N., & Aamodt, W. (2014). The impact of sustained engagement on cognitive function in older adults: The Synapse Project. Psychological science, 25(1), 103-112.
3. Riley, J., Corkhill, B., & Morris, C. (2013). The benefits of knitting for personal and social wellbeing in adulthood: Findings from an international survey. British Journal of Occupational Therapy, 76(2), 50-57.
4. Park, S., Choi, B., Choi, C., Kang, J. M., & Lee, J. Y. (2019). Relationship between education, leisure activities, and cognitive functions in older adults. Aging & mental health, 23(12), 1651-1660.
5. Adams-Price, C. E., & Morse, L. W. (2018). Crafts as serious hobbies: Impact and benefits in later life. Craft Research, 9(1), 93-102.

攝影

1. Park, D. C., Lodi-Smith, J., Drew, L., Haber, S., Hebrank, A., Bischof, G. N., & Aamodt, W. (2014). The impact of sustained engagement on cognitive function in older adults: The Synapse Project. Psychological science, 25(1), 103-112.
2. Peterson, C. (2015). "Walkabout: Looking in, looking out": A mindfulness-based art therapy program. Art Therapy, 32(2), 78-82.
3. Diehl, K., & Zauberman, G. (2022). Capturing life or missing it: How mindful photo-taking can affect experiences. Current Opinion in Psychology, 46, 101334.
4. 吳明富, & 謝宜潔. (2018). 攝影治療概念與應用. 國教新知, 65(3), 75-89.
5. DeCoster, V. A., & Dickerson, J. (2014). The therapeutic use of photography in clinical social work: Evidence-based best practices. Social Work in Mental Health, 12(1), 1-19.

繪畫

1. Fancourt, D., & Finn, S. (2019). What is the evidence on the role of the arts in improving health and well-being? A scoping review. World Health Organization. Regional Office for Europe.
2. Fioranelli, M., Roccia, M. G., & Garo, M. L. (2023). The role of arts engagement in reducing cognitive decline and improving quality of life in healthy older people: a systematic review. Frontiers in Psychology, 14, 1232357.
3. Fong, Z. H., Tan, S. H., Mahendran, R., Kua, E. H., & Chee, T. T. (2021). Arts-based interventions to improve cognition in older persons with mild cognitive impairment: A systematic review of randomized controlled trials. Aging & mental health, 25(9), 1605-1617.
4. Masika, G. M., Yu, D. S., & Li, P. W. (2020). Visual art therapy as a treatment option for cognitive decline among older adults. A systematic review and meta-analysis. Journal of advanced nursing, 76(8), 1892-1910.
5. Bolwerk, A., Mack-Andrick, J., Lang, F. R., Dörfler, A., & Maihöfner, C. (2014). How art changes your brain: Differential effects of visual art production and cognitive art evaluation on functional brain connectivity. PloS one, 9(7), e101035.

藝文活動

1. Fancourt, D., Steptoe, A., & Cadar, D. (2018). Cultural engagement and cognitive reserve: museum attendance and dementia incidence over a 10-year period. The British journal of psychiatry, 213, 661-663.
2. Johnson, J., Culverwell, A., Hulbert, S., Robertson, M., Camic, P. M. (2017). Museum activities in dementia care: Using visual analog scales to measure subjective wellbeing. Dementia, 16, 591-610. doi:10.1177/1471301215611763
3. Bone, J. K., Fancourt, D., Fluharty, M. E., Paul, E., Sonke, J. K., & Bu, F. (2022). Associations between participation in community arts groups and aspects of wellbeing in older adults in the United States: a propensity score matching analysis. Aging Ment. Health, 27, 1163–1172. doi: 10.1080/13607863.2022.2068129

益智遊戲

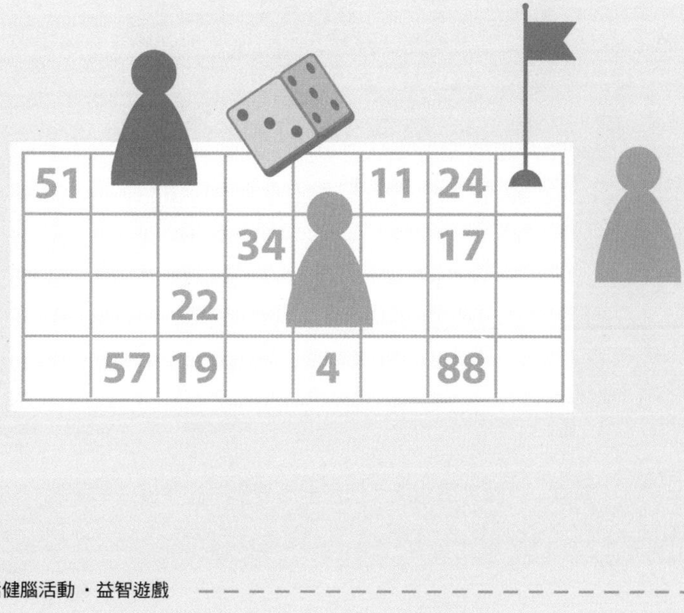

每周邀親友玩桌遊
玩完討論致勝關鍵

桌遊

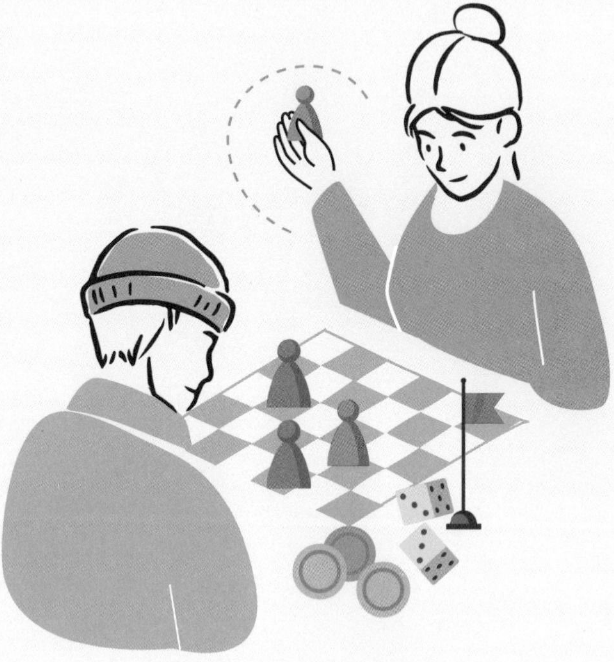

關注於理解遊戲的本質及如何改善策略，挑戰自己

專家・美國佛羅里達大學職能治療學系副教授 **吳建德**

專家這樣說

桌遊泛指任何可以在桌上進行的遊戲，舉凡傳統的棋類、卡牌遊戲，到現在琳瑯滿目的各式創新對戰、合作、收集等桌上型遊戲。桌遊的進行，因應每個遊戲不同的玩法，會挑戰不同類型的認知功能，例如有的遊戲需要記憶不同卡牌的位置。在玩的過程中，為了達成遊戲中的各種目標，需研擬不同策略，「挑戰」參與者的腦力。因此定期的玩遊戲，能達到認知促進的效果。

不同桌遊 有助不同認知面向

從存腦本的角度而言，定期玩桌遊相當於定期進行複雜的認知活動，有助於認知儲備。從老化與認知的鷹架理論（The Scaffolding Theory of Aging and Cognition）角度而言，挑戰不同的新桌遊，尤其是多人互動型的桌遊，同時包含了「社交＋腦力」活動的參與，以及學習新東西等兩個元素，有助於強化我們大腦的代償性鷹架，提升對於神經退化的應對力。

根據近一、二十年的臨床研究的綜合分析來看，玩桌遊對於健康甚至輕度認知障礙的長者，皆具有提升認知功能的效果，當然，提升的認知面向會因桌遊的特性而有不同。玩桌遊也會引發一些神經生理變化，比方說，玩圍棋似乎能有助於提升腦原性生長因子（brain-derived neurotrophic factors, BDNF；其功能包括維持現有神經元或促進新神經元的生長及突觸分化）。

開始健腦練習

這樣準備更有效

☐ 一款桌遊
☐ 一起同樂的好友（或參加桌遊店的俱樂部）

練習步驟

1.詳細閱讀桌遊的說明書（若是一個固定團體，可以輪流當召集人，負責解說桌遊的進行）。

2.進行第一次的遊戲試玩。

3.第一次遊戲結束後，討論此遊戲的挑戰是什麼？致勝關鍵是什麼？

4.進行第二次遊戲。

5.結束後，可回想、討論：自己贏或輸的可能原因，或有沒有發現什麼有趣的策略。

6.再進行數次遊戲。

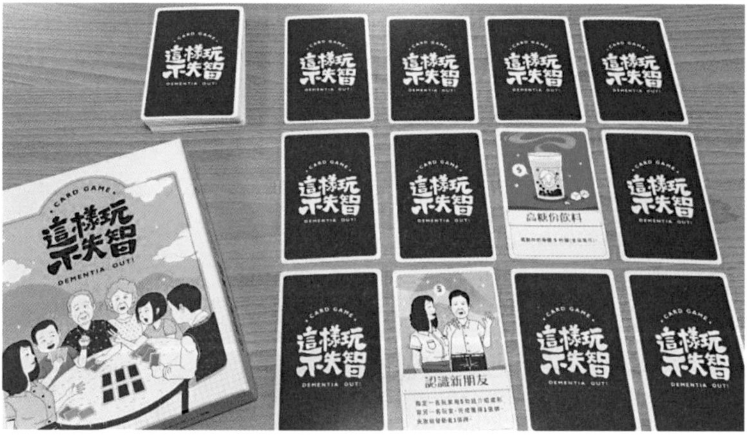

圖/天主教失智老人基金會提供

這點要注意！

- 玩桌遊的過程比結果重要，盡量關注於理解遊戲的本質及如何改善自己的策略，挑戰自己，而不要過度在意輸贏。
- 桌遊的規則複雜度，不見得與他們所帶來的認知挑戰成正比。舉例來說，圍棋的規則其實不複雜，然而因為棋盤的大小加上雙方玩家下法的多變，使得圍棋的認知挑戰，難度大增。
- 可選擇適合年齡層較廣的桌遊，進行「祖孫」桌遊，不但能促進認知功能防止退化，更能享受天倫之樂。

其他建議

1. 桌遊的選擇以多人互動遊戲為佳。
2. 如果能與不同代的家人（如爺奶跟孫子）共玩也很棒。

和親友來一場「方城之戰」背牌組訓練短期記憶

麻將

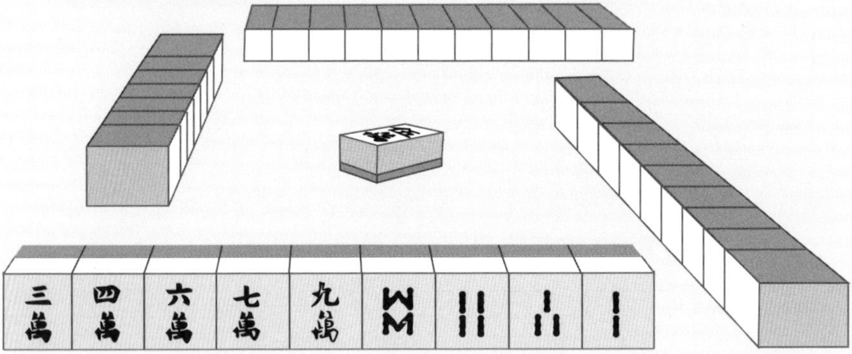

中華文化特有休閒活動，有助快速聯想，減少孤獨及憂鬱

專家．國立臺灣大學職能治療學系教授 **毛慧芬**

專家這樣說

麻將為中華文化特有的休閒活動，運用多種認知能力，如記憶力、注意力、策略思考及手部功能，且可與牌友互動和交流，有助於減少孤獨感及憂鬱，並維持和提升認知功能。

二〇二四年發表的中國研究，共追蹤七千五百三十五位長者，平均年齡約八十二歲。結果顯示，從二〇〇八年到二〇一八年，有打麻將習慣長者的整體認知功能表現優於未打麻將者。此外，打麻將的頻率與認知功能的衰退也有相關，愈頻繁打麻將者，其認知功能測驗分數愈佳。

中度失智者 也可改善認知功能

二〇〇六年香港研究，將六十二位輕到中度失智者，分為實驗組與對照組，實驗組每周進行兩次或四次麻將活動，結果顯示，麻將組在語言記憶力、執行功能及整體認知功能等，都較非麻將組顯著較佳。

二〇一四年香港研究，將一百一十位失智者分為麻將組、太極組、對照組三組，結果顯示，麻將與太極都可延緩認知衰退，麻將組對數字的短期記憶，快速聯想流暢度效益更佳，也具有紓緩憂鬱症狀的短期效果。

麻將不僅能夠娛樂身心，對於健康長者及輕、中度失智者之認知促進，也具有正向的效果。對於老年人來說，適度參與麻將活動，是預防失智的一種有效方法。

開始健腦練習

這樣準備更有效

☐ 麻將牌一副
☐ 一起同樂的好友

這點要注意！

遊戲有輸有贏，勿動肝火，小心傷身傷和氣。另外，適時起身走動休息也很重要喔！

其他建議

1.若與失智者一起玩，請將麻將規則簡化，才能順利進行。如先將牌砌好。

2.可兩人一組，適時提示並給予時間思考，以降低挑戰，又享有打麻將樂趣。

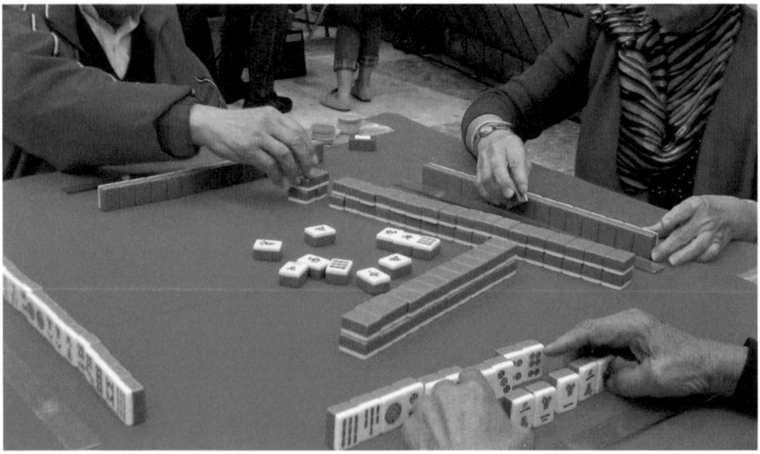

圖／聯合報提供

練習步驟

1. 將所有牌面朝下，充分洗牌。
2. 每人將牌砌成兩層共十七墩牌墩，並排成一條長龍。
3. 由東家擲骰子決定從哪裡開始抓牌。
4. 每人按順序抓十三張牌。
5. 從東家開始，從牌墩中摸一張牌，查看手中的牌，尋找可能的組合，再打出一張牌。
6. 按逆時針順序輪流摸牌、打牌。
7. 當手中的牌組成特定的牌型，如四組順子或刻子加一對將牌，即可胡牌。

- **順子**：將萬、條、筒等牌按數字順序組合，如「一、二、三條」或「五、六、七萬」
- **刻子**：將同樣的三張牌湊成一組，如「三張東風」或「三張一萬」
- **將牌**：相同的兩張牌即為將牌

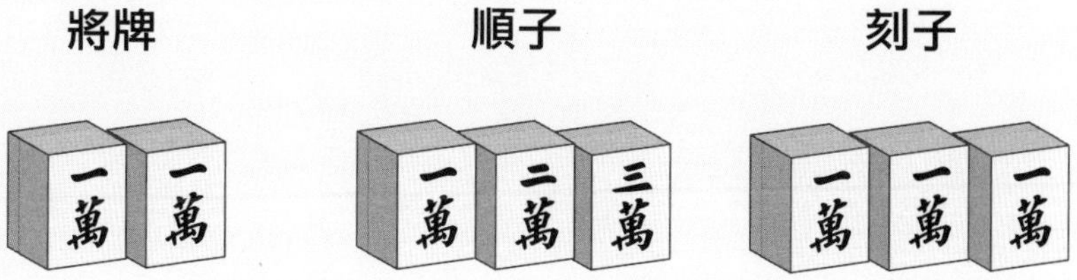

每日只要15分鐘
玩年輕人愛的手機或電腦遊戲

電玩遊戲

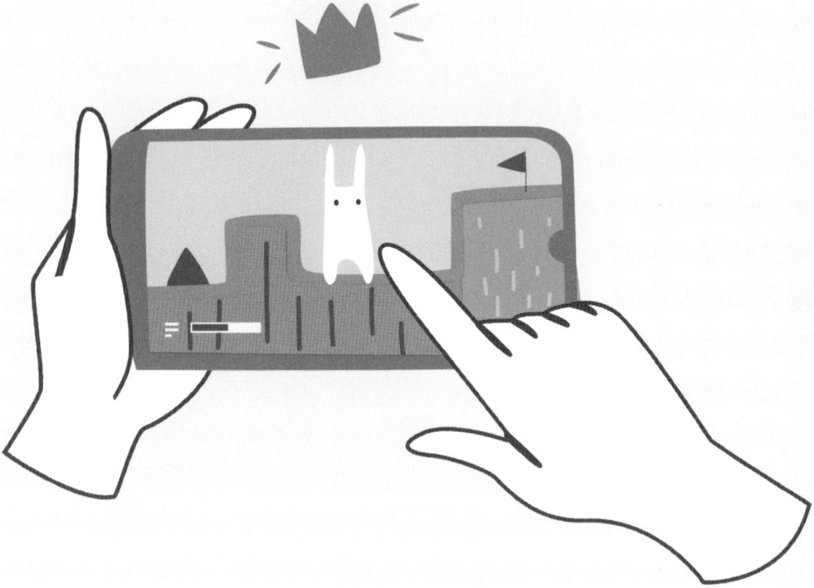

想看到成效，需訓練足夠且持之以恆
至少要維持十二周

專家・國立臺灣大學職能治療學系教授 **毛慧芬**

專家這樣說

電腦化遊戲軟體有助於訓練大腦，有以下多種原因：

一、遊戲多半具聲光效果，對大腦而言是很好的刺激。

二、通常設計得既有趣味又有挑戰性，經由過關得分、達成目標等正向回饋，吸引玩家投入，還可大量密集重複練習，能促進大腦神經可塑性，包括活化神經與促進神經連結等。

三、玩遊戲前，需理解規則、知道如何操控畫面與反應，也是種學習。

四、遊戲中必需連動合併動作反應，如按鍵點選、拖曳目標物、移動身體等，尤其是結合動作的遊戲可引發更多腦區運作，活化大腦的效果更好。

五、通常要在限定時間內反應，可強化大腦反應速度，有助讓我們的反應更敏捷。

近來有大量研究探討長者玩電腦遊戲的成效，訓練遊戲媒介包含電腦益智遊戲、手機遊戲、虛擬實境遊戲等，研究多顯示具有不錯功效。而集結眾多研究的統合結果顯示，長者經十二周訓練，有玩遊戲訓練組長者的整體認知功能表現，優於參與其他活動組（如社交互動）的長者，記憶力表現也優於無訓練組。顯示電腦化遊戲訓練，確實具有強化健康長者認知功能的效益。

想看到成效 至少持續十二周

至於電腦遊戲對輕度認知障礙個案的效

益，檢視過往研究較沒有共識。但二〇二三年有研究發現，經過八周的電腦遊戲認知訓練後，輕度認知障礙者（失智症前期）的記憶表現有進步，大腦相關腦區也出現相應的變化。可見長者即使大腦認知略有退步，如能多做電腦遊戲訓練，不僅增加生活趣味，還有機會改善大腦的功能或結構。

覺得變簡單 就可換新遊戲

要強調的是，科學文獻提醒，如想看到成效，需訓練足夠且持之以恆。也就是至少要維持十二周，每周玩二到三次，每次約卅分鐘，或每日玩十五分鐘。由於多元化認知訓練及適度腦力挑戰有更佳效果，因此一個App中不同認知面向的遊戲都可嘗試，若已經相對容易，就可嘗試新的遊戲。周數維持愈長，效果可能愈佳。但也要留意不要在遊戲中花費過多時間，或投入太多金錢，避免沉溺，反而造成不良影響。

這點要注意！

- 一次最好不要超過半小時，讓眼睛適當的休息。注意光線充足，如果可以最好使用如平板、電腦尺寸的大螢幕。
- 不要太在意分數，與自己比較，自我突破即可。

開始健腦練習

練習步驟

1. 首先要突破「年輕人才玩遊戲」的心態，大膽來嘗試新活動。
2. 在手機或平板電腦的軟體應用程式App商店中，以「動腦」、「益智」、「老人」等關鍵字搜尋。
3. 從搜尋結果中，下載有興趣且難易適合的遊戲。
4. 多嘗試體驗不同認知面向的App遊戲，如記憶力、反應速度、推理、視覺空間等。
5. 每周玩二至三次，每次至少約三十分鐘，或每日十五分鐘。

這樣準備更有效

☐ 平板電腦或手機

其他建議

1. 國內外已有不少為中高齡長者量身設計的付費或免費遊戲軟體，種類繁多，有些軟體包含不同認知面向遊戲，有的可難度分級，有的有分數記錄或表現分析等功能。
2. 選擇適合難度的遊戲，並盡量嘗試不同的認知面向。
3. 如發現自己比較弱的面向，可增加練習的時間。

益智遊戲

數獨

9x9數獨訓練邏輯 還可以加強挑戰蜂巢版數獨

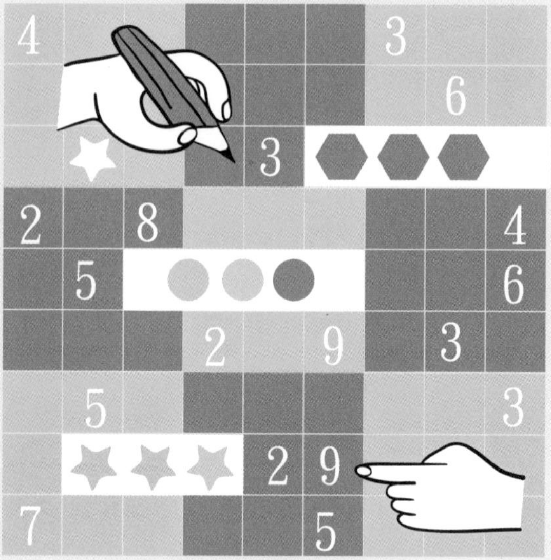

經常做數獨等邏輯推理遊戲的人
思考敏捷性與工作記憶、空間記憶等均較佳

專家・國立臺灣大學職能治療學系教授 **毛慧芬**

專家這樣說

一次鍛鍊多種認知功能

數獨是一個人、一支筆就能玩的健腦遊戲；年輕人玩很好，長者玩更好。數獨的數字填字遊戲極具挑戰性，它能夠鍛鍊和增強多種認知功能，包含「工作記憶」、「空間記憶」、「邏輯推理」等。「工作記憶」是屬於一種流體智力或執行功能，不是要「記憶」事件，而是在活動的當下，能夠操控注意力，進行預估及模擬規畫。在遊戲過程中，玩家除了要記住數字，也要理解數字在在網格中的空間分布，同時需要操作數字以及位置等訊息，這需要良好的視覺空間記憶能力。另一方面，需要玩家計畫解題步驟，合理組織信息，根據已知資訊推導出未知數字，這是邏輯推理的重要應用。

能訓練大腦前額葉皮質

二〇一一年美國研究指出，不論年輕或年長者，數獨的表現與「工作記憶」測驗結

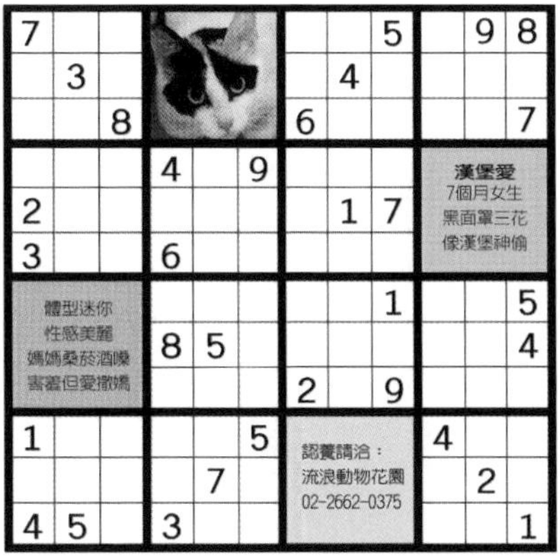

圖／聯合報提供

開始健腦練習

遺樣準備更有效

☐ 數獨題目
☐ 鉛筆、橡皮擦

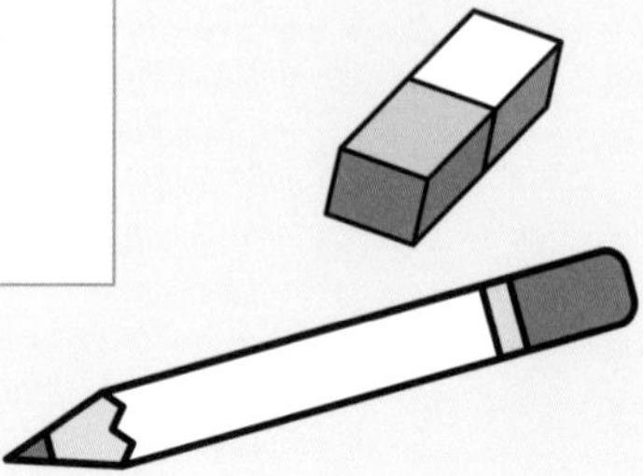

果有顯著相關性。二〇一四年英國線上調查六萬多人的生活型態，發現不論年輕或年長族群，經常做數獨、填字等邏輯推理遊戲及拼圖的人，思考的敏捷性與速度、推理能力以及工作記憶、空間記憶等較佳。玩上述活動的頻率愈高，效果愈佳。

近期也有腦影像相關研究證據支持，在進行數獨活動時，大腦的前額葉皮質（prefrontal cortex）的活性增加，此腦區和決策、計畫等高階認知功能息息相關。總的來說，數獨是一個多方面鍛鍊大腦的遊戲，特別是對老年人，能夠有效預防認知衰退。

這點要注意！

- 如果覺得九乘九的數獨太難，可以從最簡單的三乘三數獨開始，逐步上手。覺得太簡單的人，可以挑戰變形版進階數獨。
- 也可以透過手機或平板電腦下載數獨遊戲App來訓練。
- 數獨需要耐心和細心的觀察，遇到困難時可以暫時休息，再回來繼續挑戰。
- 可以和家人或朋友分享答案，增進動機與樂趣。

練習步驟

1. 數獨網格由九個橫行和九個縱列組成，也可分為九個三乘三的區塊，格子中已事先填上部分的數字。
2. 玩家必須在格子內填入數字，使每一個直排、橫排及每個三乘三的小九宮內，都有一至九的數字。
3. 要注意每個數字只可出現一次，不可以重複喔！
4. 先選擇一個空格，檢查該空格所在的行、列和區塊中已經有哪些數字。
5. 排除已出現的數字，用鉛筆在空格中寫下可能的候選數字。
6. 隨著解題過程的推進，不斷更新這些候選數字，最後確定某個空格應填的數字。直到所有的格子都填滿，並檢查都符合步驟2遊戲規則。

益智遊戲 註釋及文獻出處：

桌遊

1. Chen, P.-J., Hsu, H.-F., Chen, K.-M., & Belcastro, F. (2022). Effects of Tabletop Games on Cognition in Older Adults: A Systematic Review and Meta-Analysis. Games for Health Journal, 11(4), 225–235. https://doi.org/10.1089/g4h.2021.0132
2. Iizuka, A., Suzuki, H., Ogawa, S., Kobayashi-Cuya, K. E., Kobayashi, M., Takebayashi, T., & Fujiwara, Y. (2019). Can cognitive leisure activity prevent cognitive decline in older adults? A systematic review of intervention studies. Geriatrics & Gerontology International, 19(6), 469–482. https://doi.org/10.1111/ggi.13671
3. Nelson, M. E., Jester, D. J., Petkus, A. J., & Andel, R. (2021).

麻將

1. Cheng, S. T., Chan, A., & Yu, E. (2006). An exploratory study of the effect of mahjong on the cognitive functioning of persons with dementia. International journal of geriatric psychiatry, 21(7), 611-617.
2. Cheng, S. T., Chow, P. K., Song, Y. Q., Edwin, C. S., Chan, A. C., Lee, T. M., & Lam, J. H. (2014). Mental and physical activities delay cognitive decline in older persons with dementia. The American Journal of Geriatric Psychiatry, 22(1), 63-74.
3. Zhu, L., Wang, Y., Wu, Y., Wilson, A., Zhou, H., Li, N., & Wang, Y. (2024). Longitudinal associations between the frequency of playing Mahjong and cognitive functioning among older people in China: evidence from CLHLS, 2008-2018. Frontiers in public health, 12, 1352433.

電玩遊戲

1. Gates, N. J., Rutjes, A. W., Di Nisio, M., Karim, S., Chong, L. Y., March, E., Martínez, G., & Vernooij, R. W. (2020). Computerised cognitive training for 12 or more weeks for maintaining cognitive function in cognitively healthy people in late life. The Cochrane database of systematic reviews, 2(2), CD012277.
2. Gates, N. J., Vernooij, R. W., Di Nisio, M., Karim, S., March, E., Martínez, G., & Rutjes, A. W. (2019). Computerised cognitive training for preventing dementia in people with mild cognitive impairment. The Cochrane database of systematic reviews, 3(3), CD012279.
3. Wu, J., He, Y., Liang, S., Liu, Z., Huang, J., Tao, J., Chen, L., Chan, C. C. H., & Lee, T. M. C. (2023). Computerized Cognitive Training Enhances Episodic Memory by Down-Modulating Posterior Cingulate-Precuneus Connectivity in Older Persons With Mild Cognitive Impairment: A Randomized Controlled Trial. The American journal of geriatric psychiatry : official journal of the American Association for Geriatric Psychiatry, 31(10), 820–832. https://doi.org/10.1016/j.jagp.2023.04.008

數獨

1. Grabbe, J. W. (2011). Sudoku and working memory performance for older adults. Activities, Adaptation & Aging, 35(3), 241-254.
2. Ferreira, N., Owen, A., Mohan, A., Corbett, A., & Ballard, C. (2015). Associations between cognitively stimulating leisure activities, cognitive function and age-related cognitive decline. International Journal of Geriatric Psychiatry, 30(4), 422-430.
3. Ashlesh, P., Deepak, K. K., & Preet, K. K. (2020). Role of prefrontal cortex during Sudoku task: fNIRS study. Translational neuroscience, 11(1), 419–427.

語言與學習

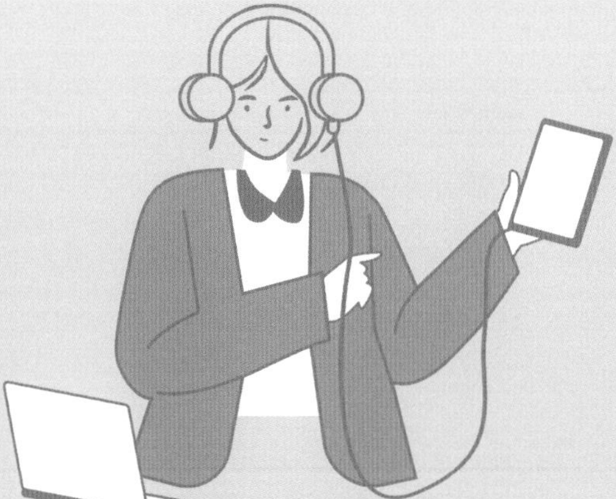

善用網路工具
學寫程式讓機器人起舞

學新技能

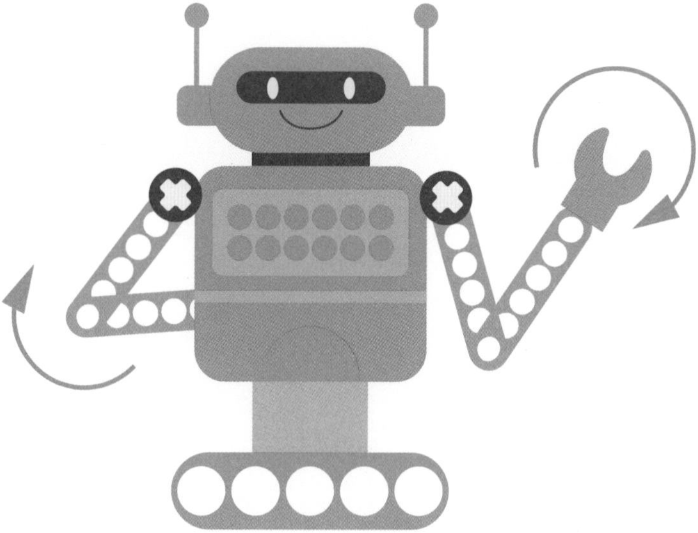

大腦不只是通過記憶和重複練習增強認知能力
更注重主動推理過程

專家・國立臺灣大學腦與心智科學研究所副教授 **吳恩賜**

研究團隊 **方一欣、林宛儒、趙志瑜**

專家這樣說

年齡愈長，保持大腦的靈活性愈重要。認知神經科學的研究表明，主動推理能力對於大腦健康至關重要。這種能力讓我們能夠預測和推理未來的情況，並做出相應的決策。學習寫程式操作樂高機器人正是一種有效的方法。

傳統上，我們認為大腦是被動的，只需通過記憶和重複練習來增強認知能力。然而，最新的研究發現，大腦更注重主動推理過程，即預測和推理未來的情況，並根據這些推理做出決策。例如，當我們拿著一個玻璃杯時，不必等杯子摔破，我們就能預測如果放手，杯子會摔破，並採取措施防止這種情況發生。

借助網路工具 長者更快上手

樂高機器人提供了一個理想的平台來訓練主動推理能力。通過寫程式來操作樂高機器人，我們可以進行預測和推理，並馬上看到結果。如果程式運行不符合預期，還需要修改程式碼，這個過程不斷挑戰我們的推理能力。

但既要會寫程式，又要能連結並啟動樂高機器人，做出正確的相應動作如跳舞或播放音樂，確實不是容易的任務。但現在網路上已有不少入門工具可用，甚至不用真的寫程式碼，只要在螢幕上拖曳相關零組件即可。如果能有年輕人從旁指導使用相應的模組化App小程式，或協助分組、分類零組件，應能幫助長者更快上手。

愈願意嘗試新事物 學得愈好

雖然相應的研究，還需要更大規模樣本的驗證，從前驅研究中發現，毫無基礎的長者剛開始學寫程式難免緊張，但經過十二周訓練，幾乎都能完成任務；且愈願意嘗試新事物的長者，也多半學得更好。

以目前的研究結果，參與樂高機器人程式設計課程的長者，既開心有機會跟上新科技浪潮，還有成就感，並且可看到推理能力的提升、神經活化程度增加。這意味著大腦在處理信息時更加活躍。在日常生活中的決策和問題解決能力也有所提升，更能夠應對日常挑戰。

開始健腦練習

這樣準備更有效

- ☐ 可以寫樂高程式碼的App或網路工具，如LEGO® Education SPIKE™ App v. 3.4.3
- ☐ 樂高機器人組，如LEGO® Education SPIKE™ Prime Set

練習步驟

1. 尋找適合的程式並開始學習樂高程式語言或App。
2. 可以從APP內建的學習單元開始，選擇有興趣的單元，單元內有搭建機器人的說明書及範例程式碼。
3. 機器人組裝完畢後，先模仿範例程式碼的設定，測試觀察程式碼的效果。
4. 為自己設定簡單的任務，如讓樂高機器人前進一百公分後左轉九十度。
5. 嘗試撰寫程式碼，觀察樂高機器人是否按指令行動，如果沒有，推理原因為何，並再修正程式碼，直到完成任務。
6. 如果順利進行，可再繼續修改程式碼，指揮機器人作出更高階的反應如機器人一邊唱歌，一邊走出數字8的路線等。
7. 可把完成的唱作俱佳機器人展示給親友看。

這點要注意！

- 坊間的樂高機器人售價不低，可先在網路上使用免費的App或網路工具學習寫程式，並用虛擬積木或機器人驗證程式碼。
- 學寫程式碼和組裝、操作樂高機器人的過程中，必然會有失敗和挫折，請平靜看待，如何應對困難和找出對策，正是對大腦很好的訓練。
- 如果不想花錢買機器人，也可學習熱門的生成式AI，例如用來繪圖，也是能立即看到回饋的新科技訓練。
- STEAM教育學習網有提供免費教學教案，建議可先從Scratch系列著手。

STEAM教育學習網

學新
語言

學習新語言
每周用5個新單字說故事

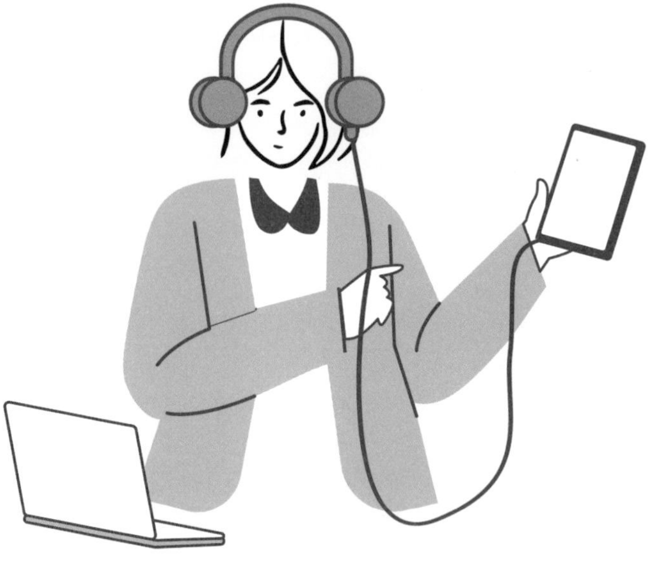

學習新語言可強化大腦連結性
可延緩失智症發生達五年

專家・國立臺灣大學心理學系特聘教授 **張玉玲**

專家這樣說

大家或多或少都知道，學習新事物有益大腦功能。但很少有一項學習能像學習新語言一樣，對延緩失智，有如此醒目的效果。科學研究已經明確顯示，透過學習新語言，可以有效強化長者的記憶與大腦連結性，並顯著延緩失智症發生，潛在效果可延緩達五年之久。

過去我們學一門新語言，常是為了考試、工作或出國，但它還可以增進腦力。因為學新的語言得利用多重感官併用的概念，透過查找新單字的定義、用法和例句，我們可以同時透過視覺、聽覺和運動（如練習書寫）等多重感官，來記憶和理解單字，進一步加深記憶的印象和持久性。這也相當符合「記憶鞏固」理論，即透過重複和間隔練習，將新知識轉化為長期記憶。

情境學習 幫助應用新知識

此外，在學習新語言過程中，能把學到的新單字，以情境化方式串聯成故事，也就是所謂「情境學習」，也就是將學習內容置於具體的情境中，能幫助我們更深入地理解和應用新知識，還能增強記憶的聯結性和語言技能的自然運用能力。

如能把自己學的新語言，分享給家人或朋友，或是與該語言的母語人士聊天，不僅能展現自己的學習進步成果，增添樂趣，還能透過社會互動和自我反饋，對促進大腦語言區的活化，進一步強化學習效果。

開始健腦練習

練習步驟

1. 選擇本周要學習的五個新單字，建議涵蓋四個名詞與一個動詞。
2. 查找這些單字的定義、用法和例句，記錄在筆記本上。
3. 每天花五至十分鐘練習這些單字的發音和拼寫。
4. 把新學的五個單字（可以夾雜國語）串聯成一個簡短故事，至少五句話。

這樣準備更有效

☐要學習的新語言
☐輔助工具（如智慧型手機或電腦）

但在學習新語言的過程，可注意兩個原則，或可確保既能長久維持興趣，又能在進步中獲得自我肯定：

一、每周設定進度，如每周學習五個新單字看似簡單，但在挑戰性和學習節奏的平衡上需要注意，因為能持之以恆才是關鍵。單字的選擇應當在適當難度範圍內，建議從簡單開始，逐漸增加難度。隨時調整找到適合自己方式，有助維持學習興趣和動機。

二、應有效的反覆練習和評估，因為重複和間隔練習是學習成功的關鍵，所以要確保每天的練習有計畫且有效。定期自我評估或和別人交流，能幫助驗證和加強新單字的記憶和使用。

範例

英文單字：friendship（友誼），journey（旅程），learning（學習），growth（成長），happiness（快樂）

故事：我和我的朋友開始了一段新的journey，我們的friendship在這次旅行中變得深厚了。在learning新的知識和技能的過程中，我們都感受到了明顯的growth。這些經歷給我們帶來了許多的happiness和成就感。

接著可以把故事讀給朋友或錄音，檢查發音和語法是否正確。

這點要注意！

- 選擇單字：初級時挑選常見且易理解的單字，挑戰級別則選擇專業術語或少用的單字。
- 利用圖片輔助理解：初級時使用圖片輔助理解，挑戰級別則撰寫詳細定義和多個例句。
- 練習發音和拼寫：每天花五到十分鐘練習。初級每天練習一次，挑戰級別則每天多次練習，並嘗試拼寫測試。
- 創作故事：將新學的五個單字串聯成至少五句話的簡短故事。初級可以母語為主，夾雜新單字；挑戰級別則以新單字為主，夾雜母語。

編說故事

看照片 創造包含情緒、感官經驗的完整故事

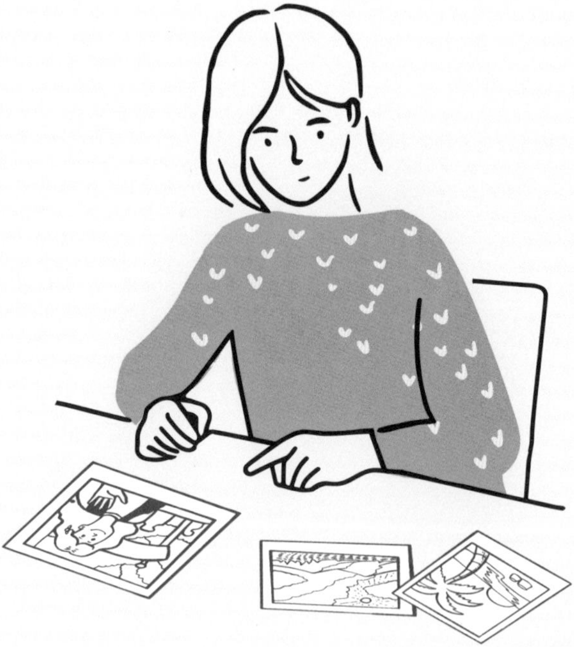

編造和回想故事的過程對大腦是一種全面的訓練
需要腦部多種能力配合

專家．國立臺灣大學心理學系特聘教授 **張玉玲**

專家這樣說

講述故事或編造一個新故事，是一個涉及多種認知功能的複雜過程。其中除了觀察細節，還要調動包括語言功能、工作記憶、短期記憶、組織能力和想像力，必要時要配合其他感官知覺，如嗅覺、觸覺，才能說出一個情節複雜，進而引人入勝的好故事。

這個過程會活化大腦多個區域，特別是前額葉和海馬迴。前額葉負責高階認知功能，如規畫和推理。至於海馬迴，則在我們講故事過程中，扮演儲存新訊息以及檢索過往生活經驗相關記憶的關鍵角色。

同時增強語言、記憶能力

不要小看編一個故事所需使用的腦力。編造和回想故事的過程對大腦是一種全面的訓練。說故事時要能說會講，所以能增強語言能力，還要能記得前後情節與人物，需要有好的記憶力。如果是新編一個故事或改變敘事，還得有想像力來支持。最後，如何把故事講得合理有趣，就需要組織能力。這樣一樁需要腦部多種能力配合的訓練，自然能提升大腦的整體協同工作能力。

平時如果能時不時信手拈來照片或圖片，或說或寫，創造一個興味盎然的故事，不但是自娛娛人、有利健康的活動，還可以作為日常增強記憶的訓練方法。此外，專家的研究顯示，若能將自身過往經驗融入故事編撰中，還有助於紓解壓力，提升幸福感。

開始健腦練習

這樣準備更有效

☐ 生活照片或網路上的照片

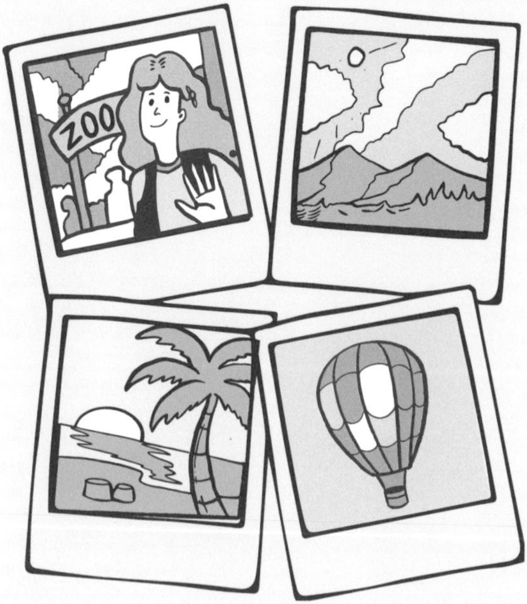

練習步驟

1. 選擇一張有趣且細節豐富的照片或圖片，仔細觀察每個細節。
2. 根據照片創造一個包含人物、時間、地點、事件、情緒、感官經驗描述的故事，至少十句話。
3. 回顧故事並重述細節，強化記憶。
4. 將故事講給朋友或家人聽，並請他們提問，幫助記憶更深刻。

這點要注意！

- 寫故事時可融入過往經驗，也鼓勵放開想像力，不拘泥於現實。
- 描述或回憶故事時，可儘量注意對每個細節的描述，包括人物、事件、地點、物品及感官等。
- 如要降低難度，可選擇簡單且細節較少的照片；創造的故事語句減少到五句話。若創造新故事有困難，也可以先試著從描述自身經驗開始。
- 如要提高難度，可選擇複雜且細節繁多的照片，甚至使用多張照片來創造一個故事；創造的故事語句可增加到十五句話。

混搭兩種語言 聊聊今日新鮮事

雙語切換

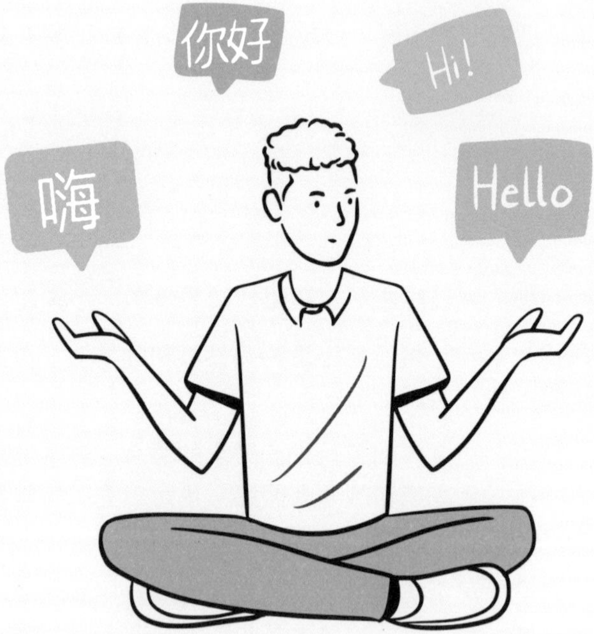

同時使用兩種語言，請確保使用量和難度均衡
避免偏向某一語言

專家・國立臺灣大學心理學系特聘教授 **張玉玲**

專家這樣說

隨著年齡增長，由大腦前額葉所主控的高階認知功能，包括工作記憶與認知轉換的能力會逐步退化，因此非常需要鍛練。交替使用不同的語言，就是很好的訓練方法。

對使用兩種語言交替講述經歷的活動研究，奠基於多重認知理論，尤其是工作記憶理論和語言學習理論。工作記憶理論強調，我們的大腦常常只能夠同時處理和操作有限數量的訊息。通過交替使用兩種語言，可以有效鍛鍊處理工作記憶的能力，進而也能增強持續性注意力以及長期記憶能力，以及大腦的白質的完整度。

強化大腦多任務處理

交替使用語言來表述，還能強化大腦在多任務處理中的靈活性，培養了我們在不同語言之間迅速切換的能力，對大腦前額葉是極有效益的鍛鍊。

語言學習理論則認為，我們學習語言的關鍵，還是在於使用和實踐。交替講述經歷是一個複雜的過程，大腦不僅需要理解和生成語言，還需要在上下文中靈活運用，這很考驗是否對語言具有深層掌握的能耐。

此外，當我們努力在兩種語言之間轉換，這種轉換過程涉及大腦兩個語言系統的互動，不僅增進了雙語者的語言靈活性和流利度，也是對大腦網絡很有挑戰的刺激。所以，快快來把你會的語言，不管是國、台語、客家話，或是英文、日語等外國語言，都拿出來混搭聊一聊今天的新鮮事吧。

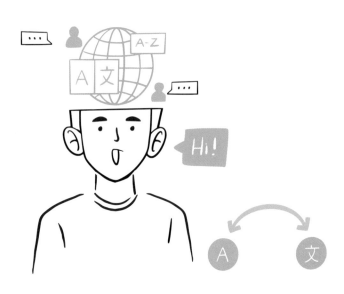

執行要注意的重點

一、保持語言交替的平衡

在同時使用兩種語言時，請確保兩種語言的使用量和難度均衡。避免偏向某一語言，以保證兩個語言系統都得到充分的練習和刺激，也能比較有效地訓練到認知切換的能力。這樣也可以有效避免因為某一語言使用過少而造成的語言退化現象。

二、注重語言的連貫性和準確性

在描述經歷時，注意每段話的連貫性和邏輯性，避免因使用不同語言間造成的混淆。確保每段話語在結構和語法上都是正確的，這不僅提高了語言運用的精確度，也能更好地訓練大腦的語言處理能力。此外，盡量使用複雜句式和生僻詞彙，會更增加挑戰性和提高學習效果。

開始健腦練習

這樣準備更有效　無

練習步驟

1. 選擇兩種語言（如國語和台語、國語和英文）。
2. 用第一種語言描述今天的一部分經歷（約三至五句），如上午去買菜，先買了青菜水果，買了哪些種類。
3. 換成第二種語言描述接下來的部分（約三至五句），如買完青菜水果，接著又去買魚和雞肉，發現物價真的在飛漲。
4. 繼續交替語言，完成完整的經歷描述，每部分保持三至五句，如繼續描述和菜販老闆討論天氣變熱和萬物皆漲。
5. 回顧整個過程，確保每段都清晰連貫。

這點要注意！

- 可以逐步增加挑戰，如果能夠，可以試著同時使用超過兩種以上的語言進行輪替，如使用國語、台語和英語。也可以在用每種語言描述時，刻意使用複雜句式或生僻艱深的詞彙。如，想想如何分別以國台英語描述「溫室效應」與天氣熱的關係，或是物價飛漲和「通貨膨脹」，該用什麼詞句來表達。
- 在最後回顧過程後，可以記錄遇到的困難和新的詞彙，然後也可去查字典、電腦或請教別人，學習新字彙或表達方式。最後可以再試試看，重述一遍以訓練記憶能力。

找有興趣的文章
閱讀後將重點跟親友分享

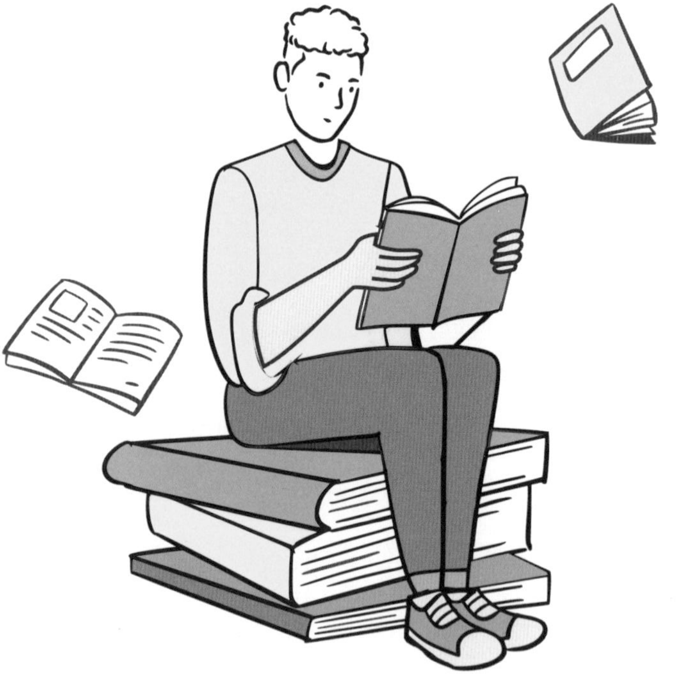

閱讀牽涉多腦區運作
從未閱讀者，有顯著較高的認知障礙風險

專家・國立臺灣大學職能治療學系教授 **毛慧芬**

專家這樣說

「閱讀」這件事看似簡單，實則過程中需要理解文字語意，還要分析、思考，並轉換成自己可吸收與記憶的內容。尤其閱讀較長的小說或書籍時，需要記憶人物、關係或發生的情節事件，才能融入前後連貫的情境中，所以閱讀對於記憶力、組織、推理能力等，都很有幫助。

看完說給別人聽 更活化大腦

閱讀，牽涉到很多腦區的運作，本身已是非常好的動腦活動。若能進一步將讀到訊息跟別人簡述說明，既可確保不是走馬看花的閱讀，且簡述過程需要提取記憶，並組織內容，還要視對方的理解力，轉化成適合的文字語意，再用語言表達，會更活化大腦。

許多研究都顯示，閱讀可以促進大腦健康及認知儲備，進而降低失智風險。在英國的研究中，追蹤八千〇三十位五十歲以上長者十五年，期間有四百一十二人確診失智症。結果顯示，在不同認知休閒活動中，是否有閱讀習慣與失智症發生有顯著相關，有閱讀習慣可降低百分之二十一的失智風險。

而針對華人研究，追蹤一萬七百四十一位八十歲以上受試者約三年半。發現「從未」閱讀者，有顯著較高的認知障礙風險。和「從未」閱讀者相比，「幾乎每天」閱讀者的認知障礙風險僅〇點六四倍，「偶爾」閱讀者則是〇點八二倍。所以，閱讀是很值得花時間投入培養的嗜好。

閱讀訓練前 三大不可不知

一、**從可接受的閱讀長度開始**：不勉強自己，尋找有興趣的題材，慢慢養成閱讀習慣。

二、**閱讀新資訊**：若只有重複閱讀相似的內容是不夠的，也需要有新奇的刺激，嘗試閱讀不熟悉的主題，了解新議題，發現樂趣。

三、**找人分享**：可找一位對象或參加讀書會，分享討論所閱讀內容，會刺激彼此思考，進階鍛鍊頭腦。

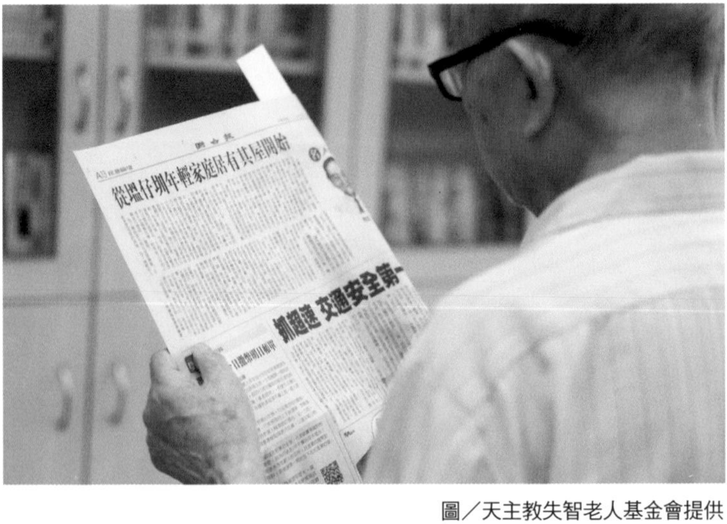

圖／天主教失智老人基金會提供

開始健腦練習

這樣準備更有效

☐ 報紙、雜誌、書籍，或手機、平板、電腦等素材擇一
☐ 紙、筆

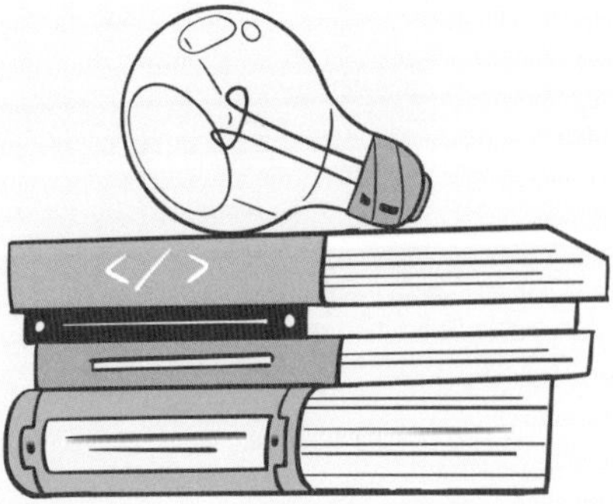

練習步驟

1. 找一段有興趣的文章，或最近的新聞、新知
2. 仔細閱讀，可以一邊拿紙筆註記或將重點寫下來
3. 讀完後跟親友分享新聞或訊息，並摘要重點

這點要注意！

- **降低難度**：如原來無閱讀習慣，可先選擇篇幅較短（五十至一百字）的新聞或訊息。
- **增加挑戰**：可選擇篇幅較長（三至四百字或更長）的新聞、訊息增加挑戰性，也可試試涉獵較不熟悉領域的新聞。更進階者，可閱讀小說或書籍。

日記

每天固定時間寫日記
仔細回憶、注意故事脈絡

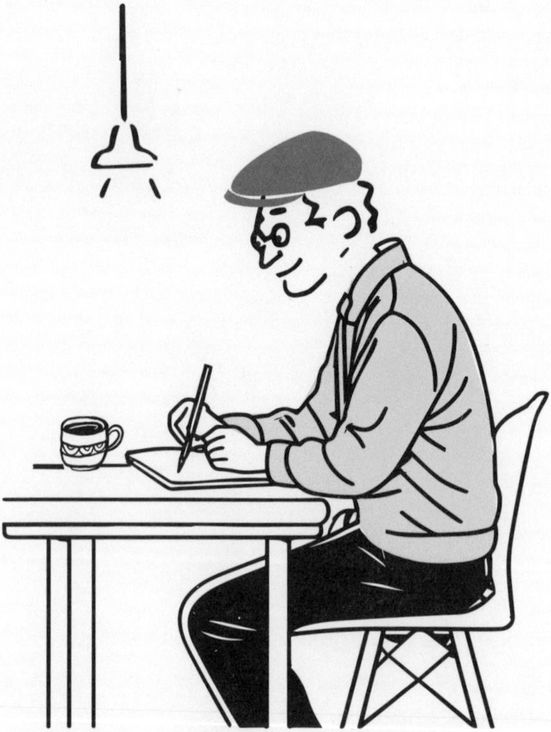

回想今天發生的事情，記下最開心或美好的一件事

專家·國立臺灣大學職能治療學系教授 **毛慧芬**

專家這樣說

寫日記可促進認知功能，具有諸多科學實證支持，主要分為可強化「記憶力」及「語言字詞能力」兩部分。

記憶力強化

記憶是個複雜而多階段的過程，包含一、編碼：將感知到的資訊轉換為可以被大腦儲存的形式；二、儲存：將編碼的資訊保持在大腦，及三、提取：從大腦中取出儲存資訊的過程。要增強記憶力，三個過程都有提升的對策。

寫日記時需回想今日發生的事情，並進入當時的情境，可誘發記憶功能中的「提取」過程，增進「短期記憶力」，但一段時間後可能就會忘記。

透過寫日記又增強了記憶的烙印，有助於形成「長期記憶」，不易遺忘。

寫日記一段時間後，為了每日順利撰寫任務，更有動機或方法，將訊息嘗試用深刻化、可儲存的方式記憶，強化了「編碼」及「儲存」的記憶過程。

語言字詞能力強化

「語言字詞能力」與罹患失智症的風險具顯著關連性。著名的修女系列研究，長期追蹤修女受試者，以釐清失智症的原因、風險因子及保護因子。其中一篇發表在頂尖的美國醫學會期刊，找出了九十八位修女五十八年前（平均二十二歲時）所寫的自傳

「簡短描述你的一生」，同時請語言學家分析其表達的內容及詞藻豐富度（如字詞能力、知識廣度等）及文法的複雜度（如語意複雜度等）。

分析結果顯示，上述語言字詞能力的表現顯著與日後老年時的認知測驗表現相關。當年自傳內容被評定為貧乏者，高達百分之九十日後診斷為阿茲海默症，而內容豐富者，僅有百分之十三得到此診斷。進一步在受試者過世後，將其大腦解剖進行腦病理學研究，發現日記內容愈貧乏者，大腦內的神經纖維纏結（neurofibrillary tangles）的數量愈多，代表阿茲海默症的病理嚴重度愈高。由此可知，語言字詞能力，與神經及認知發展及晚年時罹患阿茲海默症的機率有高度關連性。

另一篇研究招募二百一十五位長者，發現有寫日記習慣者可顯著降低百分之五十三的失智機率，日記內容中長字句的比例愈高者，罹患失智的機率愈低。更支持了有寫日記習慣及較佳的語言字詞能力，可能降低罹患失智症的風險。

綜合以上研究的發現，想以寫日記來培養腦力，可把握幾個重點：

一、**持之以恆**：建議先採「有信心、能做到」的日記記錄方式，開始時要求不宜過高，養成習慣最重要。

二、**用心生活**：品味每個當下，並稍回味，無形中就強化了記憶功能。

三、**重視細節**：寫日記時，儘量仔細回憶一天當中發生的事件。

四、**進階挑戰**：撰寫構思完整、脈絡清晰、內容豐富、詞句優美的日記或文章，提升認知促進的效果會更好。

開始健腦練習

這樣準備更有效　□筆　□筆記本

練習步驟

1. 找一本日記本
2. 訂下每天固定寫日記的時間，如睡前或晚餐後
3. 回想今天發生的事情
4. 記下印象最深刻、開心、或美好的一件事，如出遊、家中趣事、新聞大事、親友互動近況、心情感想等
5. 儘量組織成連貫、有意義的句子，包含人、事、時、地、物，避免流水帳

範例：今天早上（時）與高中同學們秀文、淑如和雅芬（人），一起搭捷運到內湖大溝溪（地）爬山兼敘舊（事）。大家帶了輕食（物），輕鬆愜意的在草地上，享受芬多精和陽光（事）。

這點要注意！

● 若長者的記憶力不佳但想寫日記，可請家人將特殊事物、長者活動拍照記錄，用照片輔助記憶。

● 若長者無法有效率的檢索記憶，可引導思考，如提問「早上做了什麼？」「有出門？」。或用設定好每日或每周日記的主題，請長者用簡化的方式記錄即可。

● 範例：「今天出門原因」、「今天穿的衣服顏色」、「今天最有印象跟誰說話及說的內容」、「今天晚餐吃什麼」、「今天共花了多少錢」、「今天最開心的一件事」等。

● 寫字有困難的人，也可以用說的，如透過手機或電腦語音輸入記錄，或由家人協助寫下。

● 如果想增加挑戰：

1. 逐漸將日記內容的篇幅加長、增加豐富度，事件的細節更詳細完整，或嘗試加入長者自己的心得或想法等。
2. 修辭與文法更加嚴謹，如使用成語、應用高階文法。
3. 更進階者，可挑戰撰寫散文、押韻或寫詩等。

語言與學習 註釋及文獻出處：

學新語言

1. Anderson, J. A. E., Hawrylewicz, K., & Grundy, J. G. (2020, Oct). Does bilingualism protect against dementia? A meta-analysis. Psychon Bull Rev, 27(5), 952-965. https://doi.org/10.3758/s13423-020-01736-5
2. Guzman-Velez, E., & Tranel, D. (2015, Jan). Does bilingualism contribute to cognitive reserve? Cognitive and neural perspectives. Neuropsychology, 29(1), 139-150. https://doi.org/10.1037/neu0000105
3. Ware, C., Dautricourt, S., Gonneaud, J., & Chetelat, G. (2021). Does Second Language Learning Promote Neuroplasticity in Aging? A Systematic Review of Cognitive and Neuroimaging Studies. Front Aging Neurosci, 13, 706672. https://doi.org/10.3389/fnagi.2021.706672

編說故事

1. and becoming 'a frail older adult': Meaning-making and resistance through storytelling. J Aging Stud, 65, 101128. https://doi.org/10.1016/j.jaging.2023.101128
2. Chang, H., Do, Y., & Ahn, J. (2023, Jan 11). Digital Storytelling as an Intervention for Older Adults: A Scoping Review. Int J Environ Res Public Health, 20(2). https://doi.org/10.3390/ijerph20021344
3. Gola, K. A., Thorne, A., Veldhuisen, L. D., Felix, C. M., Hankinson, S., Pham, J., Shany-Ur, T., Schauer, G. P., Stanley, C. M., Glenn, S., Miller, B. L., & Rankin, K. P. (2015, Dec). Neural substrates of spontaneous narrative production in focal neurodegenerative disease. Neuropsychologia, 79(Pt A), 158-171. https://doi.org/10.1016/j.neuropsychologia.2015.10.022
4. Lin, Y. R., Chi, C. H., & Chang, Y. L. (2023, Jul). Differential decay of gist and detail memory in older adults with amnestic mild cognitive impairment. Cortex, 164, 112-128. https://doi.org/10.1016/j.cortex.2023.04.002
5. Tokunaga, S., Tamura, K., & Otake-Matsuura, M. (2021). A Dialogue-Based System with Photo and Storytelling for Older Adults: Toward Daily Cognitive Training. Front Robot AI, 8, 644964. https://doi.org/10.3389/frobt.2021.644964

雙語切換

1. Chen, M., Ma, F., Zhang, Z., Li, S., Zhang, M., Yuan, Q., Wu, J., Lu, C., & Guo, T. (2021). Language switching training modulates the neural network of non-linguistic cognitive control. PLoS One, 16(4), e0247100. https://doi.org/10.1371/journal.pone.0247100
2. Hayakawa, S., & Marian, V. (2019, Mar 25). Consequences of multilingualism for neural architecture. Behav Brain Funct, 15(1), 6. https://doi.org/10.1186/s12993-019-0157-z
3. Li, L., Abutalebi, J., Zou, L., Yan, X., Liu, L., Feng, X., Wang, R., Guo, T., & Ding, G. (2015, May). Bilingualism alters brain functional connectivity between "control" regions and "language" regions: Evidence from bimodal bilinguals. Neuropsychologia, 71, 236-247. https://doi.org/10.1016/j.neuropsychologia.2015.04.007
4. Zhu, J. D., Blanco-Elorrieta, E., Sun, Y., Szakay, A., & Sowman, P. F. (2022, Feb 15). Natural vs forced language switching: Free selection and consistent language use eliminate significant performance costs and cognitive demands in the brain. Neuroimage, 247, 118797. https://doi.org/10.1016/j.neuroimage.2021.118797

閱讀

1. Almeida-Meza, P., Steptoe, A., & Cadar, D. (2021). Is Engagement in Intellectual and Social Leisure Activities Protective Against Dementia Risk? Evidence from the English Longitudinal Study of Ageing. Journal of Alzheimer's disease : JAD, 80(2), 555–565.
2. Mao, C., Li, Z. H., Lv, Y. B., Gao, X., Kraus, V. B., Zhou, J. H., Wu, X. B., Shi, W. Y., Li, F. R., Liu, S. M., Yin, Z. X., Zeng, Y., & Shi, X. M. (2020). Specific Leisure Activities and Cognitive Functions Among the Oldest-Old: The Chinese Longitudinal Healthy Longevity Survey. The journals of gerontology. Series A, Biological sciences and medical sciences, 75(4), 739–746.

日記

1. Snowdon, D. A., Kemper, S. J., Mortimer, J. A., Greiner, L. H., Wekstein, D. R., & Markesbery, W. R. (1996). Linguistic ability in early life and cognitive function and Alzheimer's disease in late life. Findings from the Nun Study. JAMA, 275(7), 528–532.
2. Weyerman, J. J., Rose, C., & Norton, M. C. (2017). Personal Journal Keeping and Linguistic Complexity Predict Late-Life Dementia Risk: The Cache County Journal Pilot Study. The journals of gerontology. Series B, Psychological sciences and social sciences, 72(6), 991–995.
3. Snowdon, D. A., Greiner, L. H., & Markesbery, W. R. (2000). Linguistic ability in early life and the neuropathology of Alzheimer's disease and cerebrovascular disease. Findings from the Nun Study. Annals of the New York Academy of Sciences, 903, 34–38.

名家分享

預防失智的日常生活實踐

劉秀枝
臺北榮民總醫院特約醫師

作為一個長期在看失智症的醫師，我常被問，怕不怕以後會失智。尤其我的父親和母親分別在八十三歲及九十歲罹患輕度阿茲海默症，還有二姊也在七十多歲時失智。

想預防失智症尤其是阿茲海默症引起的失智，要懂得趨吉避凶，健康的生活型態正是最好的預防。每個人都有機會失智，所以每個人都應該及早預防，最晚應從中年開始累積「認知功能存款」，並當作一生的志業。

以阿茲海默症為例，相關的危險因子有：年齡、低教育程度、家族史、基因（如三個自體顯性的基因APP,presenilin1,presenilin 2，和最近討論度很高的ApoE4）、中午高血壓、糖尿病、憂鬱症、社交隔離、不活動、空汙和睡眠不足。相關的保護因子有：高教育程度、多動腦、多休閒活動、多運動、多活動、足夠的社交網絡、地中海型飲食、控制血管相關疾病、避免空汙、充足睡眠。但除了三個自體顯性的基因外，帶有危險因子不見得一定會得到阿茲海默症，只是機率高些；而沒有危險因子者，也並不一定不會得到阿茲海默症，只是機率較低而已。

想趨吉避凶，不妨多動腦、多走路、遠離空汙，並多交朋友一起樂交遊。但不是你有這些危險因子就會得到，只是機率大些；沒有危險因子也不保證沒事，只是機會小些。現代醫學還無法精確預測會否或何時罹患阿茲海默症，但我們可以努力使其延緩發生，好減少家人負擔。

一九九一年的「修女研究」（The Nun Study）正是有名的認知存款研究，很多修女死後的大腦經解剖顯示，明明有顯著的病變，但生前卻沒有失智症狀。應該與修女終其一生都在學習、互動與為人服務，至死方休的生活型態有關。腦子裡的認知存款很富足，即使有阿茲海默症來提領，也不受影響。所以我自己就很努力在存認知功能存款，就算不能延個十年，至少延長五年三年再失智。

高齡是失智最大的風險，絕大多數人得活得夠老，才有機會失智。活得不夠老，不太有機會得失智。

其次，「四肢發達，頭腦簡單」的說法，早已被科學推翻了；鍛鍊體能反而有益智力。走路正是預防失智症最簡單可行的方法，除了走路，做家事也一樣能預防失智。

美國芝加哥拉許大學醫學中心曾招募七百一十六位平均八十二歲的志願長者，手腕帶著活動紀錄器，記錄十天身體一切的活動，包括走路、煮飯、打掃、洗衣服和打電腦。追蹤四年後，有七十位約一成受試長者得到阿茲海默症。

活動量最低的百分之十的長者，得到阿茲海默症的機率為活動量前百分之十的長者的二點三倍。單單日常性的活動可以減少百分之四十五以上的罹患失智症的風險。可見做家事，就可以讓長者的腦袋更靈光。

作為一位神經內科醫師，我知道哪些「活動」能預防失智且都有科學和文獻的依據。在我看來，最重要的兩個原則是「能活化」及「有興趣」。應優先找自己有興趣的事好好投入，既享受生活又活化腦子，就像吃美食又兼顧營養般兩全其美。千萬不要硬逼自己做超過能力的事，否則只會讓人焦慮憂鬱。有時還需考慮年紀適度減量。以前我日行萬步，如今我自覺日行六千步就很棒了；如果還能走到八千步，就不得了，多開心呀。**不要太為難自己，六十歲硬要做二十歲的事，是給自己找麻煩。**

我在當醫師時，也是個沒有娛樂和興趣的人，不喜歡做家事，每天都外食。我成天都在動腦，唯一的嗜好和活動是打高爾夫球。生活重心只有病人和醫學研究和教學。我自知唯有不再看診，才可能有自己的時間，所以我五十九歲就退休了。有人說，早退休容易失智，這個說法不盡正確，如果是**有目的地退休，退休後忙得不亦樂乎，興趣活動多多，怎麼會失智？**

我退休有兩個目的，一是為了把時間留給自己，因此我退休後，經過一番自我探索和試錯，尋找興趣安排活動。為了圓樂器才藝夢，學過烏克麗麗及繪畫。失敗的學藝之路，我反而慶幸「好家在」，原來我就是適合專心讀書行醫。自此安下心來，我一路走來，並沒有欠栽培被耽誤。

我退休的第二個目的是做醫病溝通的橋樑，繼續寫專欄文章。

退休後，我對醫學依然有很大的熱忱，十七年來，我每天起床，打開電腦就看最新的醫學期刊，加上我還有兩個專欄固定供稿，所以我還得不時請教別人，尋找題材。我每周還去參加台北榮總神經內科的病例討論會或是上課。最近我去上神經基因疾病課程，不僅了解最新研究，還能欣賞年輕醫師的口才及簡報炫技。

我還熱愛學習新科技。現在有很多生成式AI工具如ChatGPT或Gemini，和聊天機器人App小程式，都能語音對話，你孤獨時，也可以跟它們聊天。且這樣的小程式日新月異，這個聊得不好，再換個新的就好了。我有時為了學會這些新工具，一個早上就沒有了，怎會有時間寂寞。

要學這些新工具，剛開始可能得有人教學，記得不要老請教同一個人，尤其是兒女，久了會不耐煩，可以換人請教。像我在購物時忘了如何用行動支付，就問身旁年輕人，很快就會了。

但要記得，請教人家如何使用科技產品如手機，要堅持提醒對方「手不要過來」直接操作手機，要請對方一步一步教，我要自己按自己學，免得事後還是不會。

配合個人可從事的興趣，我每周還有滿滿的日常活動。我每周有半天與高中同學健行，剛開始走大山，隨著大家的膝蓋不好逐漸降級，走走公園也很好。

有一天參加北投社區大學的「樂齡郊遊趣」，則是走小山和公園，大家處得很好，非常愉快，重點在走完一起去吃頓好料。

有一天則是較有難度的北投社區大學的「走入山林，看見台灣之美」，如去走草嶺古道等。我是團裡年紀最大的，有時山較陡峭，我也不會勉強，就留在下面拍照證明我來過。

有一天特別忙。這天我可能會打高爾夫球。還會去台北榮總神經內科參加病例討論會。晚上參加一個英文KTV班，全班向心力極強，班長是忙碌的年輕人。我還參加一個銀髮族肌力重訓課。因為活動時間常重疊，只得選擇性參加。有一天則參加國台語KTV班「台灣歌快樂唱」，上課很歡樂。

周六日朋友多要陪家人，我剛好可以閱讀、寫作，並安靜地錄podcast節目「神經會說話」，沒想到已錄了一百多集。

除了這些規律的日程，我還是崇她社成員，每個月開一次會。還參加「台北市閱讀寫作協會」，常有精彩的演講，有些要收費且可線上觀看。如與我的例常出遊衝堂，我就改天再上線回看。

常有朋友找去吃飯喝咖啡，還要找時間讀閒書、雜誌，還要寫兩個專欄文章與FB粉專「劉秀枝 joy筆記」。時間都不夠用，早上鬧鐘響就迫不及待醒來，晚上捨不得去睡覺，但還是會盡量在十一點上床，早上六點多起來，都有睡六到七小時。因為睡眠和生理時鐘規律很重要，沒有做完的事就放下，明天再說。

我的志願是做個有趣又好命的老人，所以每天都會問自己有無做到六件事：有無「運動」強身，有無在「心智」上多健腦，有無「愛己」珍惜自己，有無「利他」，有無把「應做」的事盡責完成享受成就感，有無「感恩」好讓心中充盈幸福感。有時現實不盡理想，正向轉念也就海闊天空。

回頭看十七年退休生活，把時間留給自己的決定是對的。六十歲到七十歲真是人生的黃金時期，就算不太有錢也多半經濟不匱乏，體力也很好，對世界還充滿好奇。我每天都覺得，外面的世界真的太有趣了。

日常生活與工作

理財

當日收支睡前一次記錄 挑戰記憶力

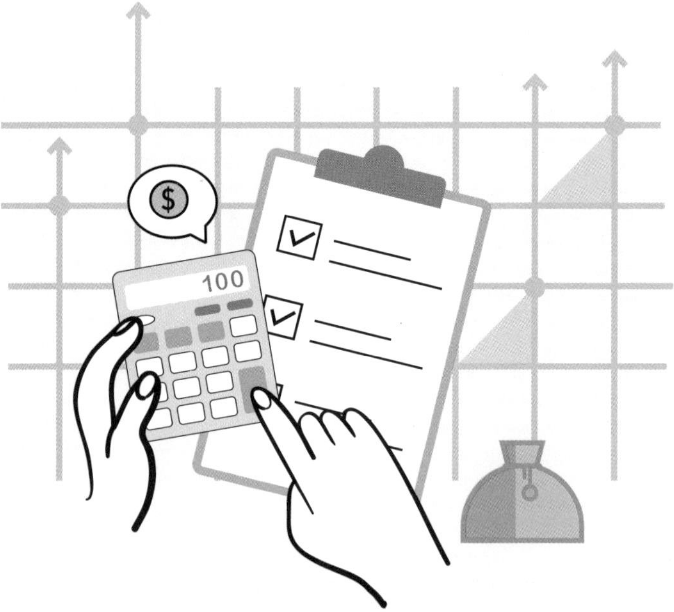

時間長短可調整難易度，例如半天記一次較簡單
兩天以上再記錄就是很大挑戰

專家．
延希職能治療所所長 **柯宏勳**
國立成功大學職能治療學系副教授 **張玲慧**

專家這樣說

如果你有記帳的習慣，那恭喜你，因為記帳不但有助理財還能防失智。收支紀錄是很多人的日常活動，記帳的過程中需要運用多種認知需求，例如數字計算、分類、規畫能力等。

目前多項長期追蹤長者的生活型態研究顯示，從中年期就持續參與高強度認知活動的長者，相較其他沒有參與認知活動的長者，罹患失智症比率較低。記帳需使用注意力、記憶、數學運算、執行功能等多種認知功能，是一個非常好的認知活動兼挑戰。

為什麼持續的記帳習慣可以幫助我們維持認知功能呢？首先，記帳活動需回顧每日支出，使用持續的記憶與專注力，這一過程有助於增強工作記憶與長期記憶，記帳活動涉及數學運算與分析能力，這需要大腦前額葉的高度參與。

認知銀行 年輕時就要開始存

根據認知儲備的概念，持續的認知活動可以增加大腦的神經連結，提升認知儲備，從而抵抗認知退化。有如每個人都有一個認知銀行，每個促進認知功能的活動（如記帳）都是儲存一個認知貨幣。記一次帳，好比往這銀行存一個貨幣。

相對的，每個降低認知功能的因素就像提款，老化是每天提出一個硬幣，跌倒造成的頭部外傷就是損失一大筆款項。為了減緩認知功能退化，我們從年輕時就要不停地往

開始健腦練習

練習步驟

1. 準備好所需記帳的工具，例如記帳本或相關軟體。
2. 記下生活中所有的收入支出。
3. 到設定的時間後，檢視帳本或記帳軟體，進行所有收入支出的分析，並記錄下來。

這樣準備更有效

☐ 記帳本或記帳軟體

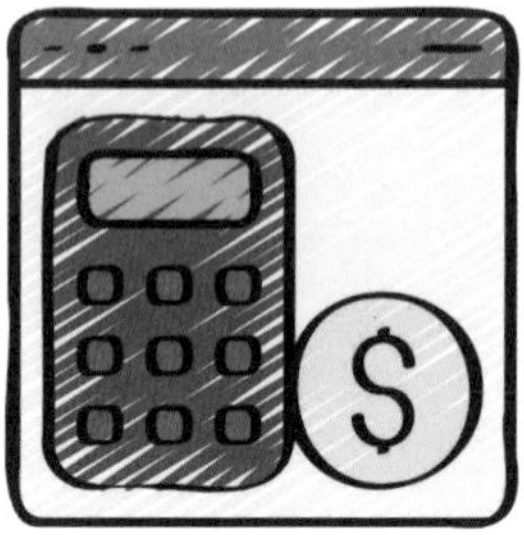

這認知銀行存款，增加認知儲備。好在未來認知可能退化的過程中，有足夠的貨幣讓我們寬裕使用。

如果你還沒有記帳的習慣，那不妨趕快開始。記帳既能管好你的荷包，還能讓腦力銀行更富足。

這點要注意！

- 使用的工具，可使用傳統的手寫記帳本，或是記帳相關的軟體皆可，挑選個人熟悉的工具，方便順手即可。
- 如果想增加挑戰，可挑選較不熟悉的記帳工具，例如過去習慣使用記帳本，進階挑戰使用記帳軟體。可藉由使用新工具，增加難度。如果覺得使用記帳軟體太難，也可回到手寫記帳。
- 可搭配購物時預先寫好的購物清單，同時記下價格，方便事後記帳參考。
- 即時記帳優點是降低難度，減少記憶負荷。反之，一段時間後再記錄，例如每天晚上再來記下當天所有收支，就可增加挑戰難度。
- 時間的長短也可以是難易度調整的變項，例如半天記一次較簡單，一天記一次就較難些，如果兩天以上再記錄，就是很大挑戰囉。
- 如果是輕度認知障礙者，可以從即時消費就即時記帳開始，慢慢拉長記帳間隔時間。
- 學會操作記帳方式，養成財務管理習慣，也是此項活動的長遠意義。
- 理財招式還可因個人財務能力及興趣不同，可再持續延伸至相關日常生活。例如挑戰完成報稅手續、股票買賣操作、存錢購買價格較昂貴的物品，或做其他投資理財工具等等。
- 不過投資理財部分，要注意相關風險或避免遭詐騙，必要時可讓家人一起參與，互相提醒監督，確保財務安全。

烹飪

完成一道菜餚
從煮到收都不錯過

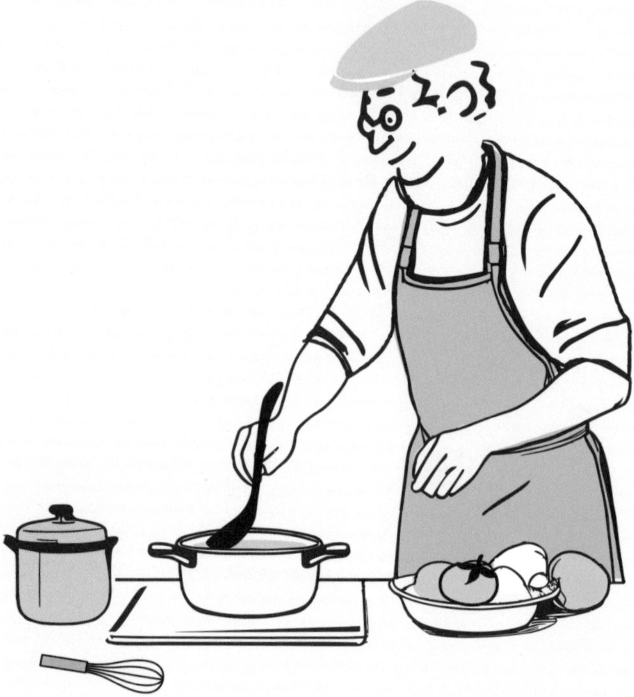

烹飪後如何清潔用具、廚餘收拾分類
也隱含許多認知挑戰

專家．
延希職能治療所所長 **柯宏勳**
國立成功大學職能治療學系副教授 **張玲慧**

專家這樣說

不要小看每日三餐下廚做菜，從規畫菜單、挑選食材、準備的順序、烹飪過程到洗碗善後，還有如何做好廚房安全預防等，都是對大腦認知的挑戰。

烹飪作為一種認知訓練，對於健康老年人有顯著的益處，日本職能治療專家 Murai 等人在日本探討由職能治療師與營養師共同設計與帶領的十二周、每次九十分鐘的烹飪活動，能否改善失智長者的認知功能。這項烹飪活動的設計有五大原則：營造愉快的氛圍、社交互動交流的機會、工作的分配、給予和接受讚美以及無錯誤之學習。

研究結果發現，參與這項烹飪活動的長者，執行功能和問題行為症狀有顯著改善。未參與活動的長者執行功能則持續惡化。此研究結果支持，烹飪確實可以作為一個有效的認知訓練活動。

從決策到手眼協調的多方面訓練

為什麼看似平常無奇的烹飪活動可以改善認知功能、增強腦力呢？神經可塑性（brain plasticity）理論，指的是大腦在結構和功能上對內外環境變化的適應能力，這包

開始健腦練習

練習步驟

1. 挑選一道想要自行烹煮的菜餚
2. 可先簡單規畫一下所需食材、器具和步驟。
3. 將所需食材取出並預先處理好，例如可能須拆除包裝、清洗、切塊、醃製、挑菜等等。
4. 按照規畫好的烹飪步驟完成菜餚或點心。
5. 菜餚上桌後與家人分享，或是約好友一起來聚會分享。

這樣準備更有效

- ☐ 選擇一道菜
- ☐ 所需食材
- ☐ 烹飪所需用具（如瓦斯爐、微波爐、烤箱等）

括新神經元的生成、突觸的改變和神經元之間連接的重組。這種適應能力使大腦能夠學習新技能、適應新環境並修復損傷。

例如，烹飪過程中的計畫和決策，涉及選擇食材和安排步驟，這需要前額葉皮質的活躍參與。記住食譜和操作流程，則要調動海馬體的功能。在切菜、攪拌等動作中，需要手眼協調配合，這涉及頂葉的活動。這些多方面的認知活動，不僅需要大腦各區域的協同運作，還通過神經可塑性理論下的機制，促進大腦適應新挑戰，在煮出一道道美食時，同時增強大腦認知功能。

這點要注意！

- 選擇的菜色，可以從自己熟悉、烹飪過的菜開始，以獲得成就感。後續再選擇較不熟悉但想挑戰的菜色，來逐漸增加考驗與困難度。
- 烹飪的前後可搭配購物（採買食材）、交通工具（外出採買或約好友聚會分享）等其他生活招式運作，三大執行重點是：融入在生活中、是自己想要、且是有點挑戰的活動。
- 食材的準備與菜色有關，可從需要步驟較少、食材簡單的開始。反之，想要增加挑戰時，可以選擇步驟較多、食材準備較複雜的菜色。
- 如果是不曾下廚的人，也可以慢慢地從規畫一道菜的計畫開始。例如可將想做的菜色，例如炒一盤時令的青菜，事前先列出流程、步驟、準備食材、所需器具等等。預先規畫的好處是，可以模擬可能的困難，再實際執行也較安全，並減少突發狀況與挫折。
- 不要排斥烹飪後的善後，其中也隱含許多認知挑戰喔，例如如何清潔用具、廚餘收拾分類等。
- 如果是輕度認知障礙的人想下廚，親友或協助者可能須視狀況給予提示或注意安全，例如食材的準備是否齊全、使用刀具、用火等危險預防，甚至需要有人在旁陪伴一起完成，適時協助引導提醒。

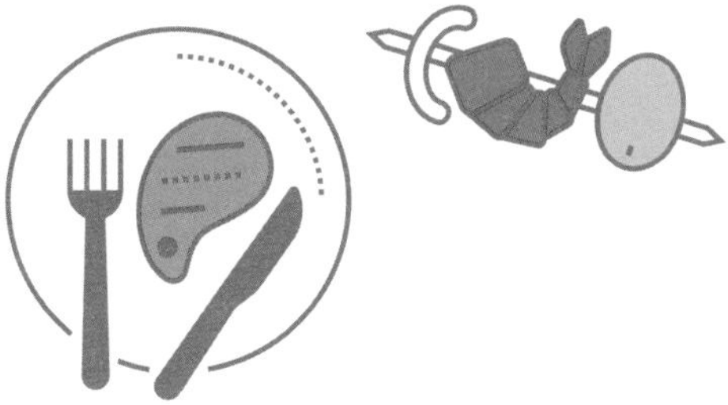

購物

購物前先列清單
結帳時驗算帳單金額

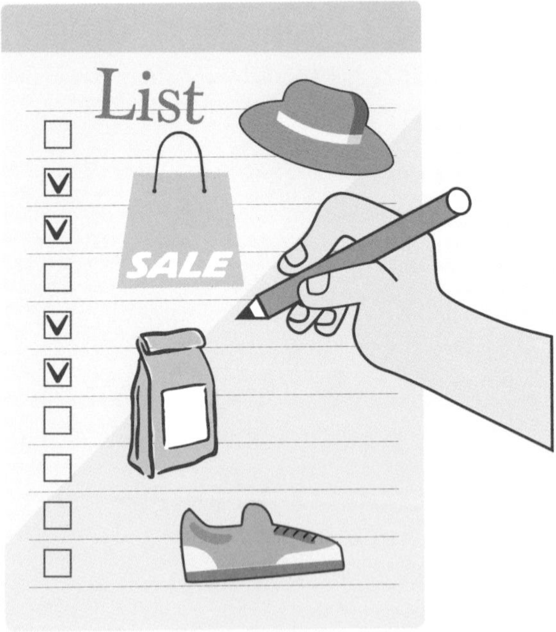

預備並計算要攜帶的錢、整理購物清單
都可考驗短期記憶

專家・
延希職能治療所所長 **柯宏勳**
國立成功大學職能治療學系副教授 **張玲慧**

專家這樣說

在高齡化社會中，體能和認知功能的衰退是普遍現象。研究顯示，購物活動可作為一種有效的介入方法，有助於長者維持和提升認知功能。日本學者Mour於 一〇二二年在日本發表的「購物復健」研究中指出，經過精心設計的購物活動，可以顯著改善長者的日常活動能力，特別是與家屬同住的長者改善明顯。學者Park等學者在針對輕度認知障礙（MCI）的長者，提供虛擬購物的訓練，也顯示購物活動可以改善執行功能，長者的日常生活能力也大幅提升。

先完成購物清單 購物注意三重點

此外，在購物前，完成購物清單作為外部記憶輔助工具，也能幫助老年人在購物過程中更好地記憶和組織信息。總而言之，購物不僅是一種日常需求，更是一種有效的認知功能維護手段。無論是實體購物還是虛擬購物訓練，亦或是先準備購物清單，都能在

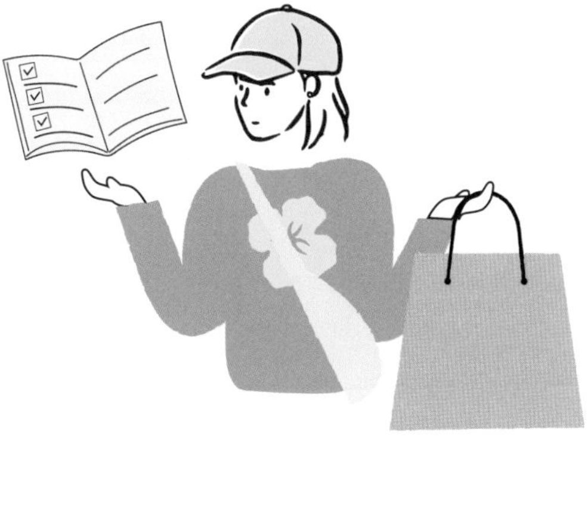

開始健腦練習

練習步驟

1. 列出購物清單，將預計要購買的物品，預先盤點，寫在一張紙上或輸入手機。
2. 判斷外出天氣狀況，穿上適當衣物準備出發。
3. 走路、開車或是搭上適當大眾運輸工具前往賣場。
4. 到目的地開始購物，結帳前確認是否完成採購清單內所有物品。
5. 結帳並確認帳單費用無誤。
6. 帶回所有物品，並將物品歸類到家中適當位置。

這樣準備更有效

☐ 購物所需費用
☐ 交通所需費用或工具
☐ 外出衣物
☐ 購物清單

一定程度上幫助長者的認知健康。在購物時，如能注意以下三點，對增進腦力，會更有效益：

- 平時就建立管理家中財物的習慣，出門前預備並計算要攜帶的錢、整理購物清單，都可考驗短期記憶。並可試著回想上次或這次的購物內容，看看自己是否還記得。
- 出門前穿上合適的衣物，可考驗自己對於天氣的現實導向與收集資訊的能力。
- 在購物中，試著計算費用與選擇支付方式，可訓練數字計算和管理財務的能力。

這點要注意！

- 購物清單可於平日就依照家中需求逐步建立，或於購物前盤點建立欲購買的清單。
- 購物清單可使用習慣的方式建立，例如以筆寫在一張紙上，或使用3C產品，如在手機或平板裡容易記得或找得到的檔案裡。
- 購物時先不拿出購物清單，試著憑記憶完成購物清單內容，可增加難度與挑戰。
- 購物的數量與類別多寡，可依挑戰設定的難度高低增減。
- 結帳前的清點或費用確認，可以挑戰心算，或降低難度使用計算機。
- 如果是輕度認知障礙者，有迷路可能或短期記憶較差者，可選擇降低難度，或邀親友一同前往。

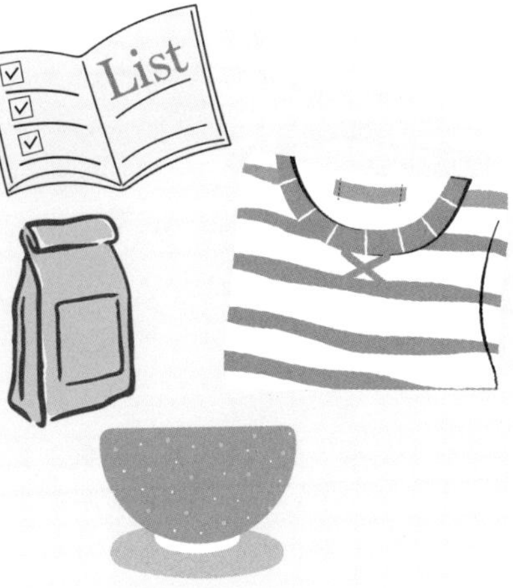

裝修
家具

跟著說明文字或影片 DIY組裝或修理家具

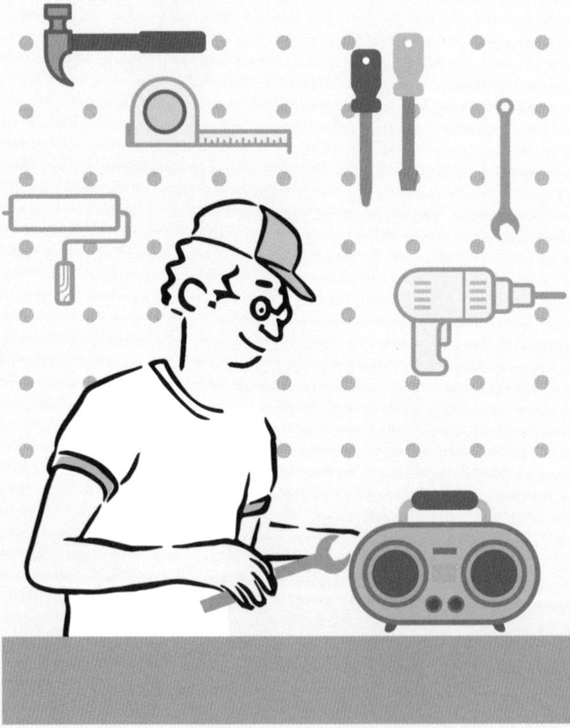

組裝的完整或修理的成功與否，並非唯一重點
過程中的學習更為重要

專家・
延希職能治療所所長 **柯宏勳**
國立成功大學職能治療學系副教授 **張玲慧**

專家這樣說

從事DIY（自己動手做）項目對老年人提升認知功能和增強自信心有顯著的幫助。對於退休或適應新生活方式的老年人來說，找到能夠激發興趣的活動是一項挑戰。在目前水電家具修繕工匠難找、收費又逐漸增高的情況下，學習自己修繕有非常多好處，不僅能夠節省開支，還可以帶來很大的成就感和滿足感。

無論是簡單的園藝、木工還是複雜的電子設備維修，DIY項目都適合各種能力和興趣的老年人，是維持認知健康的絕佳選擇。

生活中創造機會動腦動手

根據認知儲備概念，我們的認知功能是愈使用功能愈好，我們這一生每次在使用認知能力時就會創造一種「認知資本」，這種資本可以延緩認知衰退。DIY項目正是激發和利用認知資本的好方法。

另外，根據環境複雜性假說理論（environmental complexity），高度複雜的環境不斷提供機會讓人們在休閒和工作中參與實質性複雜的任務，因此能增強認知靈活性，並促進老年時期相對穩定的認知功能。

因此，當我們年齡逐漸增長，來自工作或生活的挑戰逐漸減少時，我們更需要從日常生活中創造機會讓我們動腦動手，來促進或維持認知功能。無論是改造一個小家具，還是修理家中的電器，每次嘗試，不論成功或失敗，都是一次腦力和技能的鍛煉，既享

開始健腦練習

這樣準備更有效　□修理或組裝所需工具、器材

練習步驟

1. 選擇一個需組裝或修理的家具。
2. 先準備好所需材料或工具。
3. 如有說明書可按步驟進行組裝或修理程序，如無說明書，也可上網如YouTube搜尋，看有無類似的影片可參考。或是去水電材料行請教專業人士。
4. 完成後確認修復或可實際操作，可通過口頭或拍照傳訊息與親友分享，或邀請聚會現場分享成果。

受動手樂趣，也為生活增添活力。尤其在完成一個修繕項目後，不但帶來自信成就感，還可以在家人面前大展身手，是多麼美好的體驗。

這點要注意！

- 選擇的家具或水電問題，可從自己熟悉、從事過的開始，先建立成就感。避免一開始就挫折連連。後續可選擇較不熟悉且想處理的家具或水電狀況，逐漸增加挑戰困難度。
- 本活動的前後可搭配購物（採買家具、水電器材或工具）、交通工具（外出採買或約好友聚會成果分享）等其他生活招式運作，重點是要能融入在生活中、是自己想要做的、且是有點挑戰性的活動。
- 也可善用網路資源，先上網搜尋修理或組裝相關資訊或影音，或尋求親友協助，收集資訊的過程也可以是個具有認知刺激的過程。
- 如果是過去曾做過的DIY，也可以試著在安全範圍下，自行憑著記憶組裝或修理，允許嘗試錯誤，重複練習。
- 提醒自己，組裝的完整或修理的成功與否，並非唯一的重點，過程中的學習更為重要。
- 選擇一項家具或是部分水電來修理，也可以是個收集資訊、規畫與邀請家人討論的過程，也同樣具有認知刺激的功效。
- 如果是輕度認知障礙的人想從事DIY，旁人如家人可能須視狀況給予提示或注意安全。例如所需工具或器材的準備是否齊全、有些無法嘗試錯誤的步驟等，宜提早避免預防，甚至需要有人在旁陪伴一起完成，適時協助引導提醒。

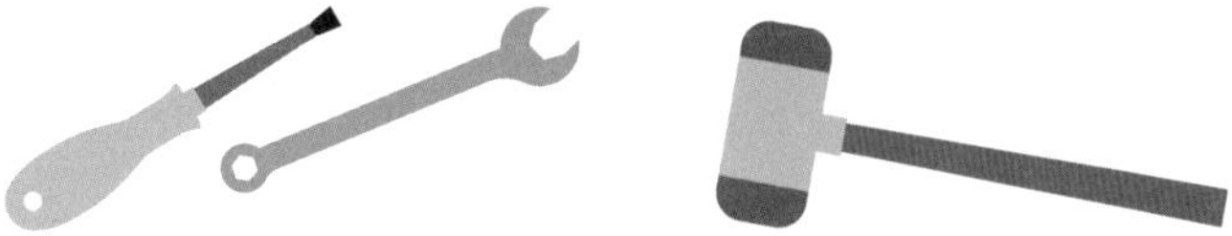

工作、志工

出門做志工
記下學習、認識的人事物

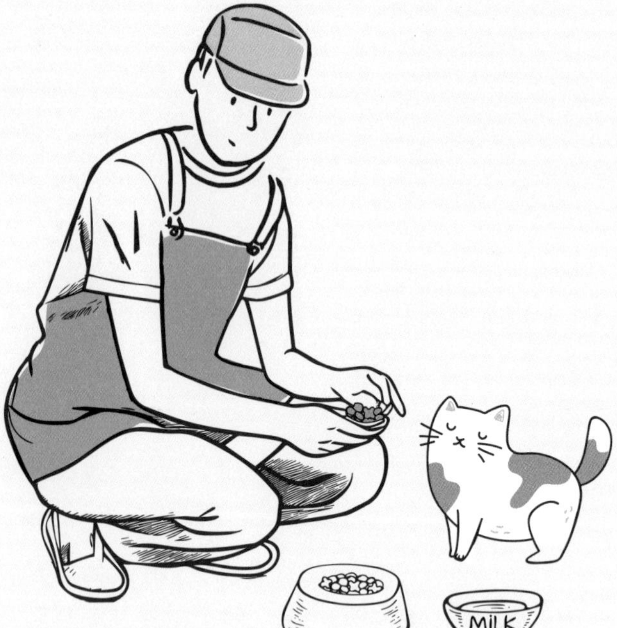

持續當志工的長者較少抱怨認知退化
有兩倍以上機率不被開抗失智藥

專家．
延希職能治療所所長 **柯宏勳**
國立成功大學職能治療學系副教授 **張玲慧**

專家這樣說

不想老待在家裡抱怨記憶差腦子不好，又想給自己注入新鮮活力，還能給別人的生活帶來動力與協助，那推薦你走出門做志工。當志工，除了以上的優點，還能活化大腦有助防失智。

對於長者來說，擔任志工不但助人而且助己，增加生命意義，也可以提升認知功能與預防失智。已有研究支持在教育、宗教、醫療、慈善等機構擔任志工，可以提升身體活動量與社交互動，提供保護腦部功能的認知刺激。

例如，加拿大卡加利大學學者Griep等人分析二〇一〇、二〇一二和二〇一四這三年瑞典醫藥人口調查資料，發現相對於沒有擔任志工的長者，有持續擔任志工的長者比較少抱怨認知退化，有兩倍以上的機率不會被醫師開抗失智藥的處方。

美國加州大學戴維斯分校學者Lor等人也曾調查平均七十四歲共二四七六位長者，其中約一半（一一六七人）平時有擔任志工工作，這群人在執行功能、事件記憶力等都比沒有擔任志工的人要好，特別每星期擔任志工次數愈多，執行功能愈好。所以，當志工真是一樁互助共榮、利他利己的好事。

除了當志工，最近台灣各地都明顯缺工，而外國也出現「縫隙工作」（Spot Worker），即只想利用瑣碎時間工作的人。多半不要求特殊技能，有一個小時就能上工，吸引很多退休族去應聘。除了賺零花

開始健腦練習

這樣準備更有效　□想從事的工作或志工類別或範疇

練習步驟

1. 選擇一份工作或志工。
2. 先安排好所需準備，例如有些工作需投履歷或面試。
3. 開始工作或志工任務。
4. 完成後可以留下日誌，記下相關學習、認識的人事物等留存。

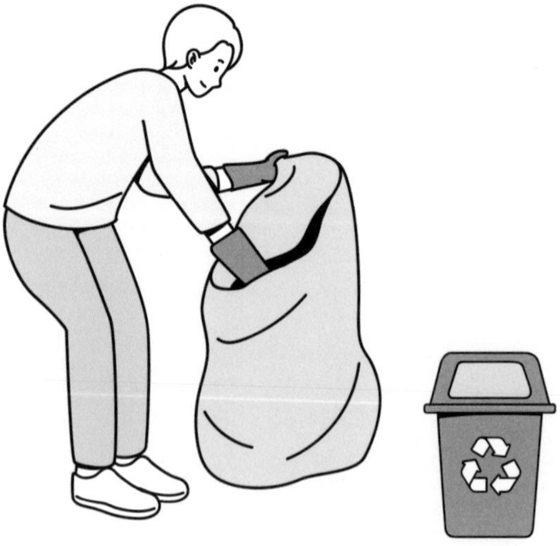

錢，很多長者說，這樣自由的工作型態，不會太累，又有機會觀察社會最新進展。就體現了工作的價值。

這點要注意！

- 選擇的工作或志工角色，可以從自己熟悉、從事過的開始，優先建立成就感避免一開始就挫折，後續可以選擇較不熟悉但想嘗試的工作內容或角色，來逐漸增加挑戰與困難度。
- 選擇的優先重點是想從事的工作或志工任務。
- 選擇工作或志工的過程，也是個挑戰。例如找工作或志工職缺，得搜尋資訊和瞭解工作內容，或是尋求親友的幫忙，提供意見一起討論等，都是很好的心智認知活動。
- 有些工作需寫履歷或自傳，也是個挑戰喔。
- 如較少經驗或不熟悉的工作，可從兼職的工作或志工開始，逐步成為全職的工作，可增加困難度及挑戰。
- 開始工作或當志工後，工作過程包含完成工作上所需的任務，都有可能是不同程度的認知挑戰。
- 如果是輕度認知障礙的家人，可能須視狀況給予協助，或注意求職安全，例如選擇的工作難度是否適合能力、求職時需注意辨別各種詐騙手法，也可尋求職業訓練或輔導專業資源協助。

日常生活與工作 註釋及文獻出處：

理財

1. Scarmeas N, Stern Y. Cognitive reserve and lifestyle. J Clin Exp Neuropsychol. 2003 Aug;25(5):625-33. doi: 10.1076/jcen.25.5.625.14576. PMID: 12815500; PMCID: PMC3024591.
2. Kawashima R, Okita K, Yamazaki R, Tajima N, Yoshida H, Taira M, Iwata K, Sasaki T, Maeyama K, Usui N, Sugimoto K. Reading aloud and arithmetic calculation improve frontal function of people with dementia. J Gerontol A Biol Sci Med Sci. 2005 Mar;60(3):380-4. doi: 10.1093/gerona/60.3.380. PMID: 15860478.

烹飪

1. Murai, T., & Yamaguchi, H. (2017). Effects of a Cooking Program Based on Brain-activating Rehabilitation for Elderly Residents with Dementia in a Roken Facility: A Randomized Controlled Trial. Progress in rehabilitation medicine, 2, 20170004. https://doi.org/10.2490/prm.20170004
2. Burke, S. N., & Barnes, C. A. (2006). Neural plasticity in the ageing brain. Nature reviews. Neuroscience, 7(1), 30–40. https://doi.org/10.1038/nrn1809

購物

1. Park JH. Does the virtual shopping training improve executive function and instrumental activities of daily living of patients with mild cognitive impairment? Asian J Psychiatr. 2022 Mar;69:102977. doi: 10.1016/j.ajp.2021.102977. Epub 2021 Dec 27. PMID: 34998232.
2. Mouri N, Ohta R, Sano C. Effects of Shopping Rehabilitation on Older People's Daily Activities. Int J Environ Res Public Health. 2022 Jan

裝修家具

1. Andel, R., Silverstein, M., & Kåreholt, I. (2015). The role of midlife occupational complexity and leisure activity in late-life cognition. The journals of gerontology. Series B, Psychological sciences and social sciences, 70(2), 314–321. https://doi.org/10.1093/geronb/gbu110

工作、志工

1. Griep, Y., Hanson, L. M., Vantilborgh, T., Janssens, L., Jones, S. K., & Hyde, M. (2017). Can volunteering in later life reduce the risk of dementia? A 5-year longitudinal study among volunteering and non-volunteering retired seniors. PloS one, 12(3), e0173885. https://doi.org/10.1371/journal.pone.0173885
2. Lor, Y., Chanti-Ketterl, M., Hokett, E., Fletcher, E., Zlatar, Z., Gilsanz, P., Mayeda, E.R., Glymour, M.M., Barnes, L.L. and Whitmer, R.A. (2023), The association of late-life volunteering with cognitive function and cognitive decline in the KHANDLE and STAR cohorts. Alzheimer's Dement., 19: e077992. https://doi.org/10.1002/alz.077992

心靈療癒活動

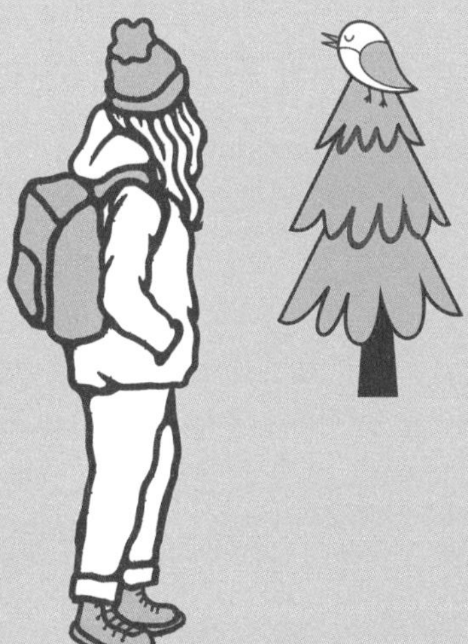

心靈療癒活動

學習正念

在不會被打擾的空間
練習感受自己的呼吸

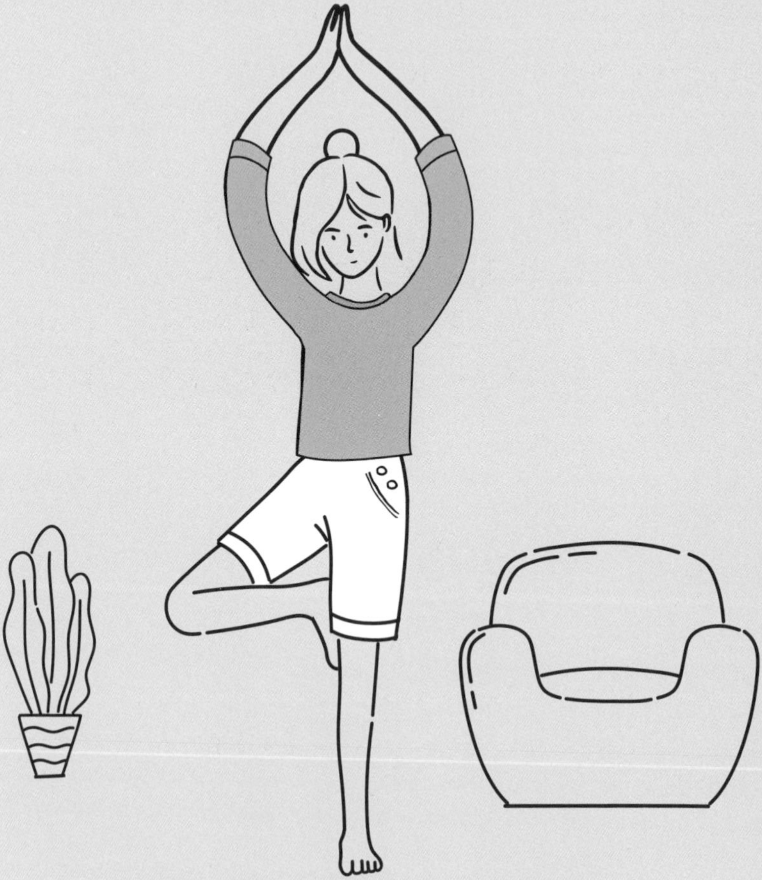

把心思放在當下的真實體驗，減少慣性的東想西想

專家・華人正念減壓中心創辦人兼執行長 **胡君梅**

專家這樣說

學習正念就是學習覺察。覺，是學習看見。察，是調查明辨，但調查的對象不是別人，而是自己。學習正念，是一個啟端，讓我們開始以一種好奇開放的態度面對自己，不論是幾歲的人來學習，都會有重新發現自己的有趣體驗。

根據大量的科研顯示，正念練習可以減輕壓力，也能有效調節焦慮與憂鬱等負面情緒；還能提升睡眠品質，甚至可以增加免疫力，減少身體的發炎反應。而這些都是影響失智與否的重要前端因子。

正念訓練 清理腦中垃圾

最有名的正念訓練稱為「正念減壓」，英文為MBSR（Mindfulness-Based Stress Reduction）。這是一套系統化且有科學實證依據的訓練課程，發跡於美國的醫院。課程為期八周，每周上課一次，每次兩個半小時，外加一日的止語（註：藉由停止言語，減少外在的干擾，讓自己有機會建立更多的覺察）課程，合計三十小時的訓練。

正念練習可有效地訓練我們，把心思放在當下的真實體驗，減少慣性的東想西想。這樣的訓練，在不知不覺中改變大腦的結構，從慣性擔憂煩惱的迴路，轉變到體驗覺察當下的迴路。即便外在環境不變，我們感受到的壓力煩惱都可以減少，清理腦中垃圾，失智風險也跟著降低。正念，對防治失智確實是很好的預防措施。

開始健腦練習

這樣準備更有效

☐ 不會被打擾的空間
☐ 舒適且臀部不會塌陷的椅子（如餐椅）
☐ 鬧鐘，鈴聲溫柔且調成小聲

這點要注意！

- 正念練習的方法非常多，舉凡生活的每個動作、每個想法或情緒，都可以是練習的對象。
- 所有練習可以畫分為兩類：正式練習與非正式練習。
- 正式練習：特別挪出一段時間與空間，通常會跟著音檔做。
- 非正式練習：生活中時時刻刻都可以進行。

其他建議

初階：
三分鐘正念呼吸覺察練習

進階：
十分鐘正念呼吸覺察練習

練習步驟

1. 姿勢口訣：腰直肩鬆，手腳不用力，頭不往下墜。
2. 坐在椅子上，小腿與地板成九十度，小腿與大腿成九十度，大腿與軀幹成九十度。上半身跟椅背可以分開，也可服貼靠著。
3. 雙手放鬆下沉於兩條腿上，掌心朝上或朝下均可，不需要任何手勢。視線看向前方，讓整條脊椎既放鬆又有支撐。
4. 設定練習時間，三分鐘、五分鐘、十分鐘、二十分鐘均可。鬧鐘的聲音小聲即可，以免嚇到自己。
5. 眼鏡拿下來，眼睛輕輕閉上，溫柔地把注意力帶回坐著的身體，慢慢逐一感受此時的坐姿：雙腿的感覺，上半身的感覺，肩膀與雙手的感覺，脖子與頭的感覺。
6. 溫柔地把注意力移轉到身體裡的呼吸：覺察氣息進來時，軀幹有點鼓脹的感覺。氣息離開時，軀幹會有鬆沉的感受。
7. 不是「思考」呼吸，而是「直接感受」呼吸。氣息進出，給身體帶來的感受與變化。
8. 過程中，如果發現到各種念頭想法，知道就好，不需要深究或跟著跑掉。只需要在發現時深深地吸一口氣，溫柔地把注意力再帶回身體就好。
9. 溫柔且持續地重複7至9的練習，直到鬧鐘響起。
10. 離座前，以「慈心靜觀」結束練習。可念出聲或在心中默念，打從內心深處單純地送出祝福，不求回報或渴望某種特定結果。慈心靜觀的內容為：「願我平安、健康、快樂。願家人平安、健康、快樂。願大家平安、健康、快樂。」
11. 如果是用手機設定鬧鐘，結束時請記得把音量調回正常。

觀看
影音

看電視不「逛」電視
與親友一起並討論節目內容

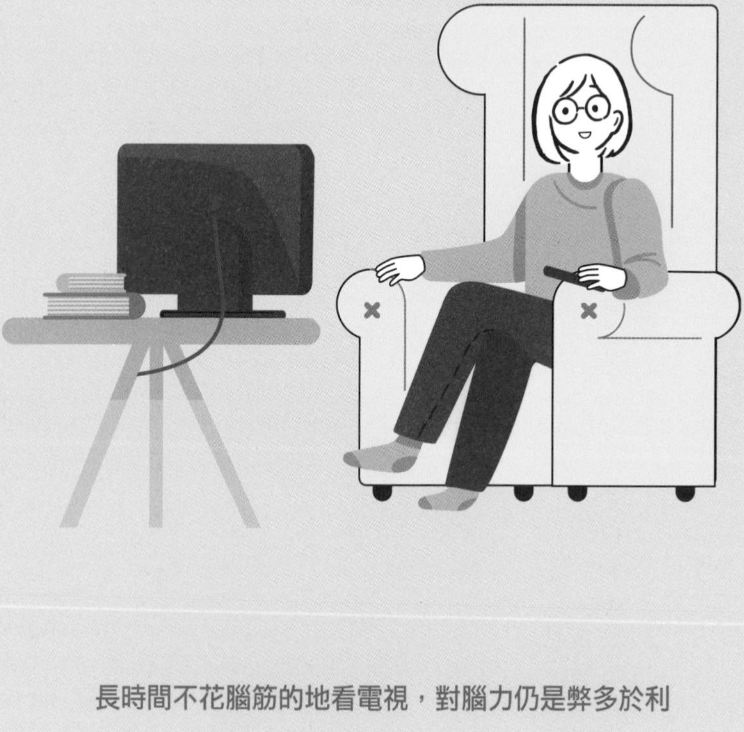

長時間不花腦筋的地看電視，對腦力仍是弊多於利

專家・國立成功大學職能治療學系副教授 **張玲慧**

專家這樣說

電視與大腦認知的愛恨情仇，已經成為腦神經科學家們極感興趣的主題；尤其現代人看的影音節目，不僅在電視上，更多是在電腦或手機上。如何平衡休閒又兼顧腦部健康，也是對大腦的一項挑戰。

觀看和收聽影音節目是一種受歡迎的休閒活動，但要將其作為維持或增進認知功能的心靈療癒活動，則需以一種積極參與的模式進行，而非僅僅消磨時間。只用來打發時間或可達到放鬆效果，但對認知促進的效果有限。

若希望使用看／聽影音節目做為認知挑戰，應視其為一個愉悅、自我挑戰的經驗。

親友切忌因此把思考或者回憶細節，當作長者看電視後的「考試」。

已有許多研究支持適度且持續的休閒活動參與可以降低失智症發生。法國學者Dartigues等人在法國波爾多地區追蹤三六七五名參與者二十年後，發現固定參與社交與休閒活動（包括看電視）的人，比沒有參與固定社交與休閒活動的人，失智風險少百分之十五。看電視作為一個長者花最多時間的休閒活動，這研究結果彷彿可以支持看愈多電視愈好。

長時間觀看 失智風險增

然而，有多個大型研究也發現，長期看電視會增加失智風險。英國腦神經學者Takeuchi等人分析英國的Biobank（生物資

開始健腦練習

這樣準備更有效

- ☐電視、手機、電腦、收音機等設備
- ☐節目列表或相關應用程式

料庫）資料庫顯示，長時間觀看電視與失智風險增加相關，也與語言、溝通、記憶相關之大腦區域的細胞內體積分數下降相關。顯示過度觀看電視可能對大腦健康產生負面影響。因此，在利用觀看和收聽影音節目作為認知訓練時，應注意時間和節目的平衡，選擇多樣化的內容並限制連續觀看的時間。

日本學者Zhuang等人更進一步利用Biobank裡的四一五〇四八筆資料中，探討看電視頻率、失智家族史與失智風險的關係，相較於每天看一小時以內的電視者，每天看電視三小時的參與者中，有失智家族史的參與者失智風險提高了百分之四十二，而沒有失智家族史的參與者失智風險則提高了百分之三十。可見長時間不花腦筋的地看電視，對腦力恐怕仍是弊多於利。

練習步驟

1. 看／聽影音節目做為維持或增進認知功能的心靈療癒活動，需要先區別於漫無目的的「逛」電視，也就是看完後印象模糊的觀看方式。

2. 此活動的參與方式首先需可以讓自己心情愉悅。因此一定是一個自己有興趣的影音節目或Podcast，可以是電視劇、電影評論、YouTube影片、抖音短片或廣播節目等。如能與親友一起看／聽節目或分享內容，還能增加社交互動。試著勇敢地跟他人討論節目內容，可以增進與親友互動的話題。

3. 如果要自我挑戰，可以刻意創造訓練認知功能的機會。例如在觀看或收聽過程中，試著專注、記錄，並隨時思考和分析節目的內容。若要增加認知難度，可搭配筆記或思考活動，挑戰自己的記憶力與統合思考能力。或者在節目結束後，可以回顧和反思所學到的知識，並與他人分享或討論，例如在臉書或者IG上分享。

這點要注意！

- 觀看和收聽不同類型的節目，能夠激活大腦的多個區域，增強大腦的適應能力和認知功能。持續進行認知挑戰，如觀看教育性節目或參與智力活動，有助於保持大腦的健康，並降低認知功能衰退的風險。

- 可以根據自己的喜好，把喜歡的節目設計成固定的認知活動，例如看完一個節目，在頭腦內複述剛才節目內容的十個細節。或者廣告期間，閉上眼睛思考剛才所看節目的一個細節，用來訓練自己的短期記憶力。晚餐後散步時，思考或者與家人討論今天所看電視的內容，更能訓練自己的長期記憶力。

尋找森林中的
紅、橙、黃、綠、藍、靛、紫

尋找
彩虹

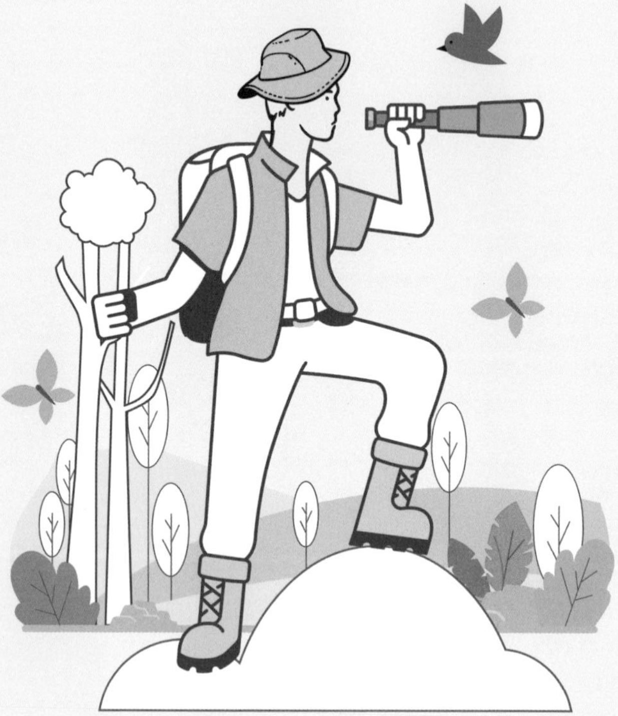

身處自然中會使用較多的非自主性注意力
有助於放鬆與恢復身心健康

專家・國立臺灣大學森林環境暨資源學系教授／實驗林副處長 **余家斌**

專家這樣說

注意力是認知功能重要的一環，這個「尋找森林中的彩虹」的活動主要目的，在於透過接觸與融入自然環境來恢復注意力。注意力恢復理論指出，自然環境有助於促進心理恢復，減少疲勞與壓力。

人的注意力分成「直接注意力」與「非自主性注意力」。直接注意力是指要關注不吸引人的事物（如工作與上課），這需要特別集中精神避免分心。而非自主性注意力則是指不需耗費心力就能注意的事物（如觀賞自然美景）。

觀賞美景 減少注意力消耗

當我們長時間處在於需要直接注意力的活動中，例如認真工作或上課一段時間後，直接注意力會開始被消耗，產生壓力與疲勞感，此時若看窗外有藍天白雲綠地，非主性注意力就被激發，減少直接注意力消耗並能慢慢恢復，疲勞感與壓力就會減少。這也是投身自然環境有益身心健康的原因。

森林景色宜人具有魅力，各種鮮豔的顏色紛陳，如紅、橙、黃、綠、藍、靛、紫等等，會讓我們感到愉悅，當我們身處森林環境中會使用較多的非自主性注意力，有助於恢復直接注意力，從而達到放鬆與恢復身心健康的效果。對於現代人來說，長期專注於工作或使用電子產品累積了許多疲勞，通過森林體驗來放鬆心情，將專注力轉移放在自然中，可有效降低疲勞感。

開始健腦練習

這樣準備更有效

進入森林前的注意事項，可確保你活動的安全和舒適：

☐ 確認身體狀況無不適，並知會家人戶外行程，以確保安全。

☐ 攜帶手機、行動電源及確認有足夠電量，備妥水與食物。

☐ 穿著快乾排汗保暖衣物與登山用鞋襪，必要時準備雨具，以應變不同天氣。

☐ 可帶上紙筆記錄找到的不同顏色物品及心情。也可尋找難一點的顏色，像是金色，給自己一點挑戰更有樂趣喔！

練習步驟

1. 在林間找一個安全且喜歡的步道。
2. 尋找森林中，紅、橙、黃、綠、藍、靛、紫等各種自然顏色。
3. 拍攝下來，並記錄看到不同顏色景物時的心情。
4. 找機會與家人朋友分享觀察和記錄的顏色與當時的感受。

這點要注意！

● 此活動較適合健康族群

聲音地圖

畫下森林中不同的聲音
享受一場心流體驗

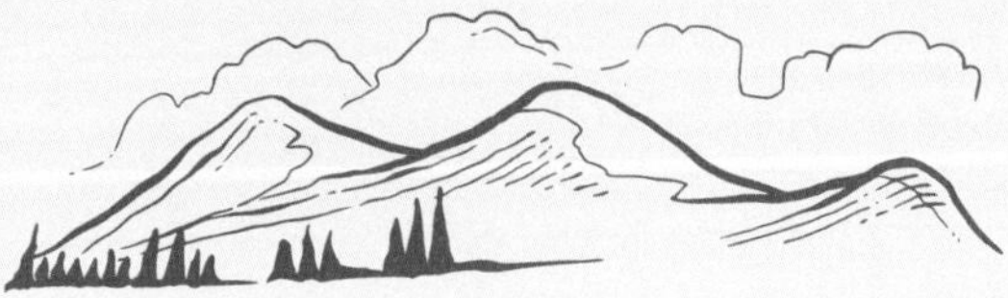

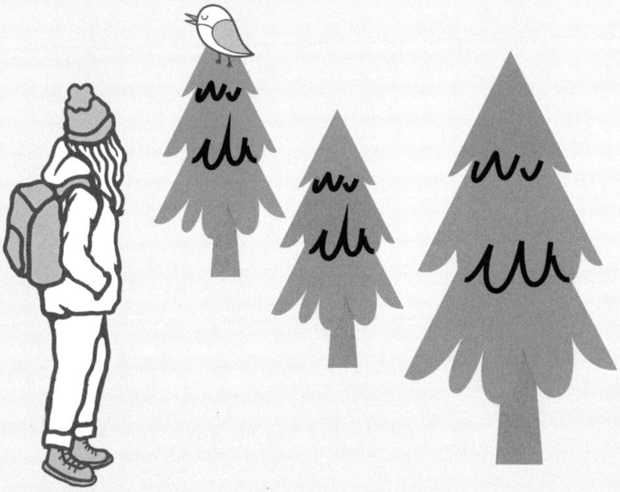

體驗極度專注、完全投入的「心流」狀態

專家・國立臺灣大學森林環境暨資源學系教授／實驗林副處長 **余家斌**

專家這樣說

你有體驗過「心流」嗎？它被認為是一種寶貴的心理狀態，它的出現會讓人在專注中感受到幸福愉悅，還能進一步提升我們的創造力及自我實現。但如何獲取這樣稀有的心理感受？也許可以試試「聲音地圖」這樣的小活動。

找片適合的森林，安心靜坐，仔細聆聽並記錄所有聽到的動靜。藉此不但能享受到大自然的美好，還有機會引入美妙的心流，增進自己的敏銳覺察力，感受到純粹的平靜與滿足。

行動與覺知合一最佳體驗

Mihaly Csikszentmihalyi教授提出了心流的概念，心流是指一個人處在極度專注、完全投入一項活動並沉浸於該情境，無視於其他事物的干擾以及忘卻時間的消逝。心流是行動與覺知合一的最佳經驗（optimal experience），因為人可以從中感到極高的滿足感。經歷心流體驗時，會讓人有較多的正面心理態度，能幫助調節情緒，也有助於創意、幸福感和自我實現的提升。

自然教育家Joseph Cornell先生在《自然就該這樣玩：深度自然體驗》一書提到，可以透過「聲音地圖」這樣的小活動，幫助大家專注當下，產生心流體驗，進而活化身心、活力充沛，可以讓身心都處於顛峰狀態。此外，「聲音地圖」也能增加我們對自然環境的覺察力，有助提升認知功能與改善

開始健腦練習

這樣準備更有效　□筆記本　□色筆

練習步驟

1. 找個安靜且令你感到怡然放鬆的森林，在林間找一個舒適的地方坐下，做幾次深呼吸讓自己沉靜。
2. 拿起紙筆，想像自己身處紙張的正中央，然後閉上雙眼。
3. 靜下心來仔細聆聽附近的聲音，在紙上畫下聽到的聲音。
4. 在紙上根據聲音的來源方向，以及與自己的相對距離，畫下聲音的圖案。例如，聽到正前方有風的聲音，簡單的在紙的上方畫幾條線代表風的聲音。又或是聽到右後方有青蛙鳴叫，就在紙張的右下方簡單畫隻青蛙。
5. 仔細聆聽十五分鐘後，再好好地審視自己畫下的圖案，是否愈來愈豐富了。在以上的聆聽與記錄過程中，或許有機會體會「心流」。即使沒有心流出現也不必沮喪，因你已在自然中偷得浮生半日的寧靜。

情緒。而且，做起來很簡單，帶本筆記本或一張紙，還有合用的筆，就可以出發一試了。

心靈療癒活動 註釋及文獻出處：

學習正念

1. Carlson, L. E., et al. (2023) Integrative Oncology Care of Symptoms of Anxiety and Depression in Adults With Cancer: Society for Integrative Oncology-ASCO Guideline. Journal of Clinical Oncology. doi.org/10.1200/JCO.23.00857.
2. SIO-and-ASCO-recommend-mindfulness-based-interventions-for-anxiety-depression-in-cancer-patients.aspx
3. Marciniak R, Šumec R, Vyhnálek M, Bendíková K, Lázni□ ková P, Forte G, Jeleník A, □ ímalová V, Fri□ J, Hort J, Sheardová K. The Effect of Mindfulness-Based Stress Reduction (MBSR) on Depression, Cognition, and Immunity in Mild Cognitive Impairment: A Pilot Feasibility Study. Clin Interv Aging. 2020 Aug 12;15:1365-1381. doi: 10.2147/CIA.S249196. PMID: 32848377; PMCID: PMC7429186.

觀看影音

1. Dartigues, J. F., Foubert-Samier, A., Le Goff, M., Viltard, M., Amieva, H., Orgogozo, J. M., Barberger-Gateau, P., & Helmer, C. (2013). Playing board games, cognitive decline and dementia: a French population-based cohort study. BMJ open, 3(8), e002998. https://doi.org/10.1136/bmjopen-2013-002998
2. Takeuchi, H., & Kawashima, R. (2023). Effects of television viewing on brain structures and risk of dementia in the elderly: Longitudinal analyses. Frontiers in neuroscience, 17, 984919. https://doi.org/10.3389/fnins.2023.984919
3. Zhuang, Z., Zhao, Y., Song, Z., Wang, W., Huang, N., Dong, X., Xiao, W., Li, Y., Jia, J., Liu, Z., Qi, L., & Huang, T. (2023). Leisure-Time Television Viewing and Computer Use, Family History, and Incidence of Dementia. Neuroepidemiology, 57(5), 304–315. https://doi.org/10.1159/000531237

尋找彩虹

1. Kaplan, S. (1995). The restorative benefits of nature: Toward an integrative framework. Journal of environmental psychology, 15(3), 169-182.
2. Ohly, H., White, M. P., Wheeler, B. W., Bethel, A., Ukoumunne, O. C., Nikolaou, V., & Garside, R. (2016). Attention Restoration Theory: A systematic review of the attention restoration potential of exposure to natural environments. Journal of Toxicology and Environmental Health, Part B, 19(7), 305-343.

聲音地圖

1. Csikszentmihalyi, M. (1998). Finding Flow: The psychology of engagement with everyday life. New York: Basic Books.
2. Cornell, J. B. (2018). Deep nature play: A guide to wholeness, aliveness, creativity, and inspired learning. Crystal Clarity Publishers.

名家分享

預防失智必做兩件事　吃對和睡好

邱銘章
憶安診所專任神經專科醫師

從以前在臺大醫院，到退休後轉到診所繼續服務，我有幸治療照護過許多失智症者，還曾出任失智症協會的理事長，我想強調，失智是能預防或延緩的。在預防失智症上，「吃對」和「睡好」是兩件重要的基本大事。

在飲食方面，地中海飲食在預防失智症和其他疾病上，確實有其優勢。落實在日常飲食上，可把握幾個原則：

一、**粗糙的穀類**，儘量選擇糙米等全穀類、全麥麵包及富含多種纖維及維生素的主食。

二、大量且多彩色的生鮮蔬果，因為它們不但有豐富的維生素，還有大量的纖維質。「腸腦軸」理論主張，良好的營養及腸道菌相，不僅影響腸道，還和大腦及神經健康息息相關；腸道裡不但應該有足夠的益生菌，還應有益生菌賴以生存的益生質，也就是各種纖維質和寡糖等。所以我們不但要餵飽自己，也要餵飽益生質。建議每天可儘量吃到各種顏色的蔬果。

三、補充奶類，可優先選擇醱酵過的如起司、優酪乳。

四、吃「中等」量的魚類，也就是一周吃兩三次，且優先選中等大小的魚，價格便宜又能避免大魚常見的有機汞，例如秋刀魚、鯖魚等中小型魚，偶而吃些鮭魚、鮪魚也無妨。據研究，一周吃兩至三次，每次大約一百公克的魚，才能吃到足夠對大腦有益的Omega-3，並避免攝取到過量的重金屬。其次，宜少吃紅肉如牛肉、豬肉。以我自己為例，多是吃魚及去皮的雞肉。至於有人想以吃魚油來取代吃魚，也無不可。首先要衡量自己的體質如三酸甘油脂是否偏高，如已偏高就不適合服用DHA比例高的產品。也要注意是否含重金屬，並留意其來源和製程，如經過分子蒸餾或流體層析等技術純化的，可能會優於傳統直接熬煮魚肉取得的魚油。

五、善用橄欖油及補充堅果，橄欖油富含多酚類有益健康，在地中海，人們用橄欖油，常是大量用在涼拌沙拉及塗披薩上。至於堅果，雖是好食物但畢竟屬油脂類，一周最多吃三次，一次一小把為限。

六、適量飲紅酒，不喝更好，雖說紅酒含多酚類等抗氧化物，但如果本來不喝酒的人，也沒必要為此趕流行。倒是原來喝烈酒的人，可以考慮改喝紅酒。每天飲量女性約一份，男性至多兩份，一份約一百至一百五十毫升。至於那些喝酒會臉紅的人，體內多缺乏乙醛去氫酶，最好都別喝，免得酒精反成傷肝毒素。

值得注意的，**雖說「肥胖」（注意是肥胖而不是過重）確實被列為世界衛生組織公布的失智症高危險因子之一。但我們多年前在臺大的一項流行病學調查發現，輕度肥胖的長者也就是BMI在二十五至二十六之間，其失智症風險最低。所以，不必太勉強體型福泰的長者減重，上了年紀反應該「保重」。**

其次，我們應更重視控制高血壓的重要性，尤其是**中年時期的高血壓**。**及早控制高血壓，是目前可明顯降低失智風險的藥物治療**；所以三十歲之後，就應注意自己的血壓。老年人的血壓不宜太低，則是另一個課題。《刺胳針》醫學期刊的「失智症常設委員會」二〇二四年最新預防失智症建議，增列應控制或治療低密度膽固醇過高問題，也應治療白內障等引起的視力障礙。

好的睡眠品質對於清除大腦毒素至關重要。清醒時，大腦會產生大量的代謝廢物，例如β-澱粉樣蛋白和 tau 蛋白。這些毒素如果積聚在大腦中，可能會導致神經細胞損傷和死亡，從而增加患失智症和其他神經退化性疾病的風險。有些研究已顯示，膠淋巴系統是在腦內清除毒性蛋白質的重要角色，深度睡眠可能有助於膠淋巴系統的功能。

過去認為吃安眠藥的人失智風險高，但其中的因果關係，更可能的是失智者在失智前的漫長病程中，主管睡眠、清醒位於下視丘的視交叉上核的生理時鐘，易因老年退化性疾病如、阿茲海默症、巴金森病或其他身體疾病如糖尿病、腎臟病等而受損，因而導致失眠才常吃安眠藥。

加上現代人不再過著日出而作日落而息的生活，影響褪黑激素的正常運作。年輕人可能因忙碌追劇晚睡曬三C藍光，而長者則因為節省，白天捨不得開燈，又不外出活動接受日曬，晚上反而燈火通明。這些照明和藍光，都會抑制褪黑激素的分泌，影響生理時鐘運作，使睡眠破碎化，睡睡醒醒，不得不吃安眠藥，甚至日夜顛倒。

安眠藥可以幫助入睡減少半夜醒來，但通常無法增加深度睡眠。但如果真的需要吃安眠藥，也不要排斥，畢竟有睡比沒睡好，該吃就義無反顧地吃，

不必有罪惡感，否則反而導致焦慮。但最好能在數周至一兩個月內短期使用後就逐漸減藥停藥。

至於睡眠時間的長短，就像每個人的飯量有大有小一樣，只要睡飽就可以。檢視的方法，就是隔天醒來，精神有無飽滿，疲勞有無恢復、白天會否嗜睡或注意力不集中或疲累，不必拘泥於一定要睡夠八小時。

躺上床二十分鐘後還睡不著，就不如起來，把煩惱的事寫下來，其他的事就交給明天，就可再回床上睡覺。萬一真失眠，也不要太擔心，失眠兩天後，第三天常就能睡個好覺。

睡覺是需要累積潛力的。累積的方法，一是白天午覺時間不要太長，二是白天清醒時間宜長、體力活動宜多，但不宜在睡前三至六小時運動，很多上班族下班趕去健身，中樞體溫上升，可能會影響睡眠。白天如果活動量不足、日照不足，晚上也會容易醒，這樣的人最好把所有的時鐘、手機藏起來，免得愈看愈焦慮。

三是早上醒來立即拉開窗簾，必要時如北部的冬天，更應該把燈也打開。我很推薦，早上也就是十點前，找家有戶外或窗邊座位的餐廳吃早餐，只要半小時，日照足了肚子也飽了，晚上也會好睡。早上走路去十五分鐘路程的便利商店買個東西，也是好方法。

作為醫師我很忙碌，每周我會努力去三次健身房，平時儘量以走路、坐捷運和騎自行車上下班來增加運動量。有一個早年的有趣研究，把住夏威夷的亞裔男性，每天步行步數不到四百公尺的人和走二英哩以上的人相較，前者那些形同「沙發馬鈴薯」的人失智風險是後者的將近兩倍，可見運動的重要性。

除了運動，還要注意不要有代謝症候群，也就是不要腹部肥胖；想瘦肚子不能靠仰臥起坐，而是要把四肢等周邊肌肉練強壯，肥肚腩才會消失。

運動與休閒

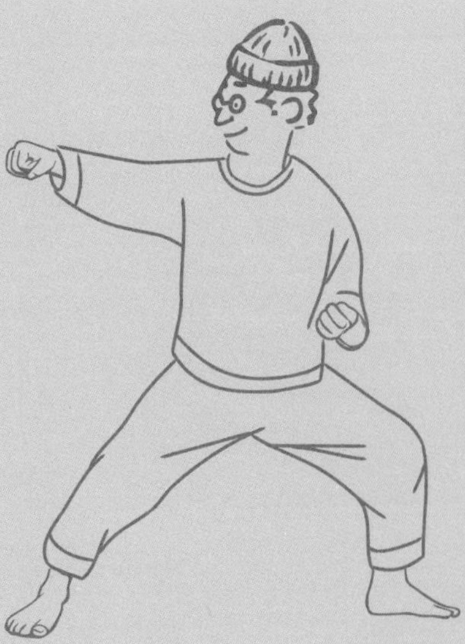

跳舞

一天學3個動作
慢慢熟記整首歌的舞步

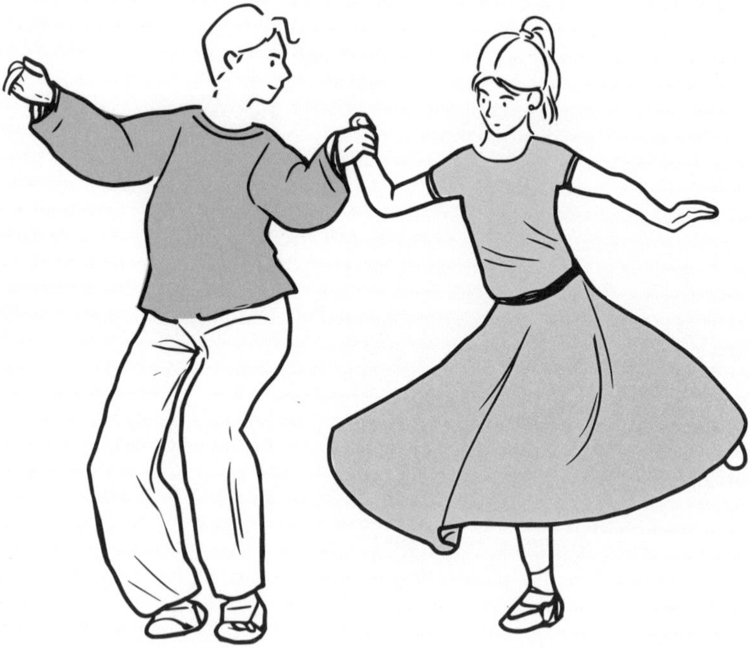

表演給家人看，並請他們確認動作正確到位與否

專家・長庚大學職能治療學系副教授 **莊宜靜**

專家這樣說

不要小看公園裡媽媽們跳的土風舞，為了你的大腦功能升級和身體靈活，建議你可以考慮加入，一起舞出健康。

像舞蹈這樣的合併式運動兼具認知訓練，對於大腦認知表現有「增效作用」（synergistic effect），對改善記憶力及一般認知功能，比只做單一類別訓練更見成效。

不管是運動和認知訓練，分別都能增強大腦的可塑性，都有助於新的神經元生成和突觸連接的加強。其中，運動能增加神經營養因子（如BDNF，一種重要的腦源性神經營養因子）的釋放，這些因子會支持神經元的生長和維護。而認知訓練則會刺激特定的大腦區域，使這些區域的神經網絡運作變得更加複雜和高效。

雙重訓練 強化腦力認知

跳舞能同時達到「運動」及「認知活動」雙重任務的訓練效果。目前已有許多關於健康長者雙重任務訓練的研究應用，結果顯示，如果能融合有氧訓練與認知挑戰（如記憶力）的雙重任務訓練，確實能更顯著提高健康長者的腦力認知表現；此外，還有研究指出，跳舞確實對我們的認知與身體功能大有幫助，如能連續進行十周（一周一次，一次九十分鐘）的跳舞活動，長者的生活品質能有進步，而連續進行二十四周（一周二次，一次九十分鐘）的跳舞活動，長者的執行功能則大有進步。

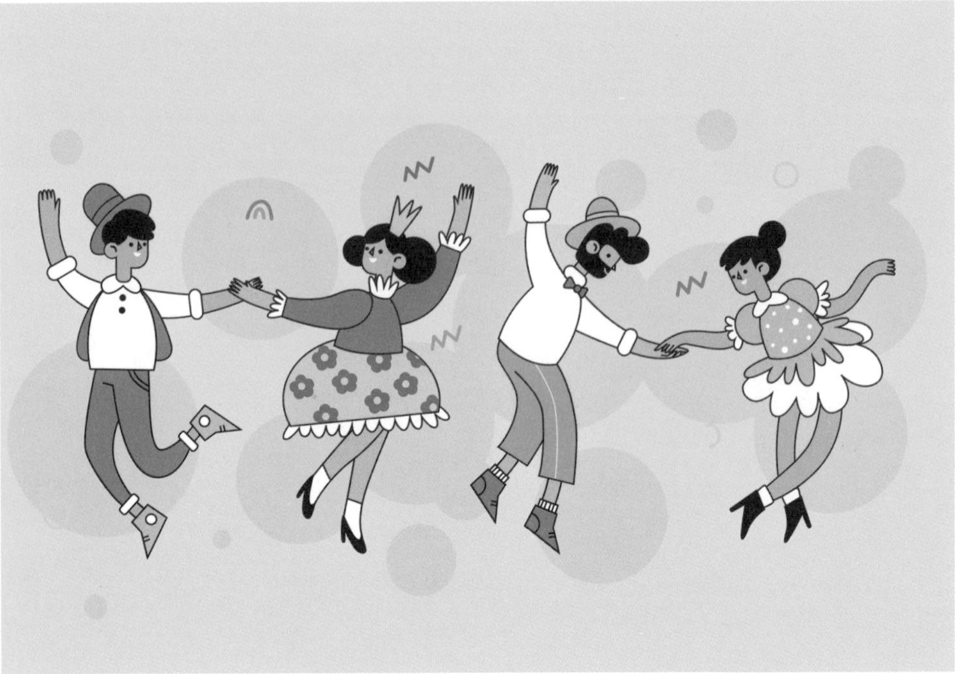

所以不要再推說自己沒有舞蹈細胞，儘管來學跳舞吧，就從在家練習簡單的舞曲開始吧。因為跳舞不僅可以促進大腦活化，增加身體健康、讓心情愉悅，如果能與家人分享跳舞動作或一起跳舞，不但同享歡樂、感情融洽，還可幫助我們自己從中不斷反思和改進自己，還能改善高階認知功能，讓我們的大腦更靈活。

開始健腦練習

練習步驟

1. 選擇本周要學習的歌曲及動作，建議動作不要超過十個
2. 一天學習二至三個動作，並搭配歌曲節奏
3. 接連三天重複步驟2，並複習前一天的動作，直到學會並熟記整首歌曲及舞步動作
4. 接下來三天重複練習整首歌曲動作，讓連續動作更熟練
5. 將歌曲動作結合表演給家人看，並請他們確認動作正確到位與否

這樣準備更有效

- ☐ 歌曲及舞步動作
- ☐ 電視、電腦、手機、或平板，可搜尋影片在家自學的設備

這點要注意！

- **選擇歌曲及動作**：從節奏速度不要太快的舞曲開始，優先選擇自己熟悉的歌曲
- **降低難度**：如為初學者或長者，可先將影片時間調整為0.5倍速，降低動作及變化速度，熟稔後再慢慢增快速度
- **提高難度**：如想進階挑戰，建議可找節奏速度強烈、快速的歌曲；或將影片時間調整為1.5或2倍速

運動

練習原地超慢跑
每天持續30至60分鐘

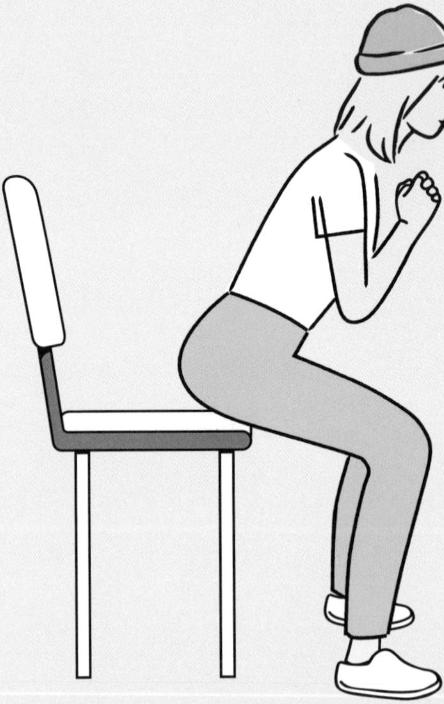

超慢跑、站立蹲坐簡易且方便時常練習
跑時要能輕鬆交談，表示沒有過度運動

專家・長庚大學醫學院副院長暨健康老化研究中心主任 **吳菁宜**

專家這樣說

大家都知道，運動有益身心健康，但可能想像不到，運動對大腦帶來的益處有多奇妙。只要一把椅子，加上幾個簡易的動作，就能為腦力加分。

運動可對腦部血流產生正面影響，且引起皮質腦區的活動改變，例如額葉、頂葉和顳葉腦區，這些區域在記憶和其他認知功能上都扮演重要的角色。運動還能幫助神經與血管生成，使前額葉與海馬迴前側體積變大。更別提運動可以降低心血管疾病風險，這些疾病和失智症有關，減少疾病發生自然有助於認知功能表現。

活化高階認知功能腦區

另外，運動能促進神經營養和血管生長因子，進而增進神經和血管生成，連帶增加海馬迴與其他皮質區域的突觸可塑性。運動能活化負責高階認知功能的腦區（後扣帶回部位），也有益於認知功能。其中，阻力訓練對長者的執行功能及整體認知功能的進步，助益明顯。

我們想推薦兩個很簡易且方便時常練習的運動：「站立蹲坐」和「超慢跑」。這兩種運動所需要的工具就都十分容易取得，適合長者在家中練習，除了能提升認知能力之外，也能同步提高下肢肌肉力量與質量及日常生活功能，是一舉多得的運動。

開始健腦練習

這樣準備更有效	A. 站立蹲坐 □穩固不滑動的椅子 B. 超慢跑 □緩震舒適的跑鞋 □節拍器

練習步驟

A. 站立蹲坐

1. 椅子不可有輪子，必須穩固，若能靠牆放置更安全。
2. 站立在椅子前方，雙腳與肩同寬。
3. 慢慢彎曲骨盆和膝蓋，想著往下要坐椅子的感覺，將重心放在屁股上。
4. 雙腳大腿後緣稍微碰到椅子時，維持此蹲坐姿勢數秒，同時雙手可以向前平舉，維持平衡。
5. 再慢慢返回站立姿勢，連續執行上述步驟八至十二下。可考量自身體力，量力而為，或酌予增加次數。

練習步驟

B. 超慢跑

1. 上半身直立，眼睛看向前方，肩膀放鬆，手臂自然擺動。
2. 前腳掌先著地、膝蓋不打直：前腳掌先著地接著後腳跟再輕觸地板，膝蓋微彎，以減少對膝蓋和關節的壓力，並有助於保持穩定的步伐。
3. 目標步頻應為每分鐘一百八十步，可以使用節拍器來保持步頻。這樣的高步頻可確保動作順暢且效率高。
4. 超慢跑應該是輕鬆且享受的，長者能在跑步時輕鬆交談，這表明沒有過度運動。
5. 持續超慢跑三十至六十分鐘，在運動過程中記得補充水分。

這點要注意！

- **安全叮嚀**：動作時不要憋氣，可以鼓勵長者將秒數大聲數出來，有助於避免憋氣。
- **必要時降低難度**：如果是初學者或體力較弱者，雙腳碰到椅子後，可直接慢慢坐下，再使用輔助物如桌子起身。

邊打八段錦邊策畫下個動作
鍛鍊身心改善注意力

武術

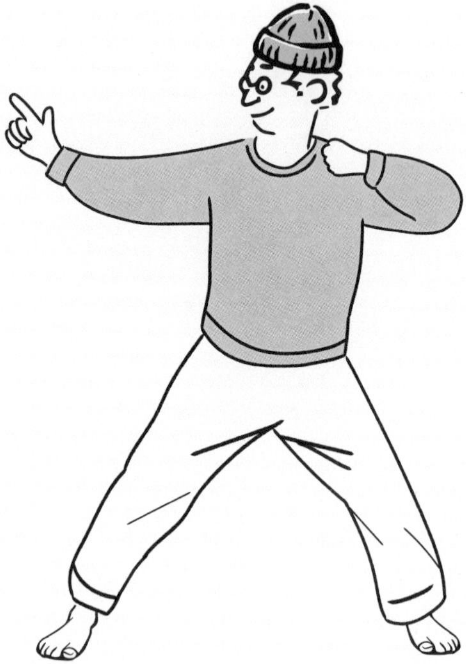

中國古代健身方法，由八種肢體動作組成
包括肢體運動和氣息調理

專家・長庚大學醫學院副院長暨健康老化研究中心主任 **吳菁宜**

專家這樣說

研究發現，武術訓練除了可增強身體健康外，亦可促進大腦認知功能，包括提升注意力與執行功能。因訓練武術時，需要保持高度的精神集中，方能從心理上到動作上都達到專注和精確的要求，這種專注練習，可能會延伸到日常生活的其他方面，從而改善注意力。

深呼吸練習經常被融入武術訓練中，深呼吸的練習不僅能放鬆身心，也有助於更好地察覺自己的注意力狀態，並在分心時能夠更好地重新集中注意力。此外，武術的複雜性也是一個優勢，練習時需要使用到像「策略規畫」這樣的認知過程，也能提高大腦使用並改善執行功能。

動作較舒緩 幫長者溫和運動

武術訓練也是種很好的身體活動訓練，可提高腦源性神經滋養因子（BDNF），促進神經元生長和存活的蛋白質，尤其是對涉

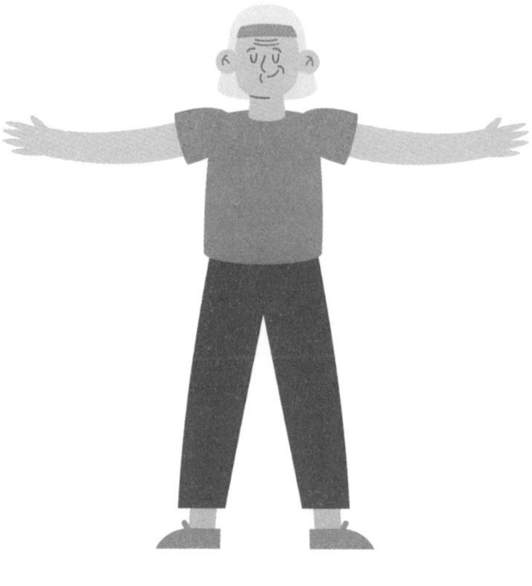

開始健腦練習

這點要注意！

- 進行八段錦前建議可先暖身。
- 開始動作不需要用力過大，以伸展身體為目的，並將注意力放在呼吸上，每個動作要反覆多次，配合氣息調理（如舌抵上顎、意守丹田）。
- 建議熟記八段錦的八種動作口訣，動作可更加順暢到位。

這樣準備更有效

□ 八段錦的動作說明
□ 可觀看八段錦演示影片的電視、電腦、手機、或平板

及記憶和學習的大腦區域。學習和練習武術需要注意力、策略規畫等認知能力，也可刺激和挑戰參與認知任務的大腦網絡，改善執行功能和注意力控制。

以八段錦為例，它是一種源自中國古代的健身方法，由八種肢體動作組成，內容包括肢體運動和氣息調理。八段錦演變為武術的一種，動作較為舒緩、簡單且容易練習，很適合作為居家健身健腦的運動。既是幫助長者保持身心健康的溫和運動，同時提供緩和的全身鍛煉，促進血液循環，也可增強身體柔韌性和協調性。如果能持之以恆，還能培養出更強的自律與耐心，很值得一試。

練習步驟

1. 選擇約雙手手臂伸直打開大小的空間，旁邊可擺放椅子作為休息使用。
2. 站立姿勢，進行深呼吸，開始八段錦的預備式動作。
3. 進行八段錦第一式「雙手托天理三焦」，並重複此動作三次。
4. 接著進行八段錦第二式「左右開弓似射鵰」到第八式「背後七顛百病消」，每式重複三次。
5. 最後進行八段錦收操式，搭配呼吸，保持心情愉悅。

其他建議

可參考中華民國衛生福利部醫學八段錦影片

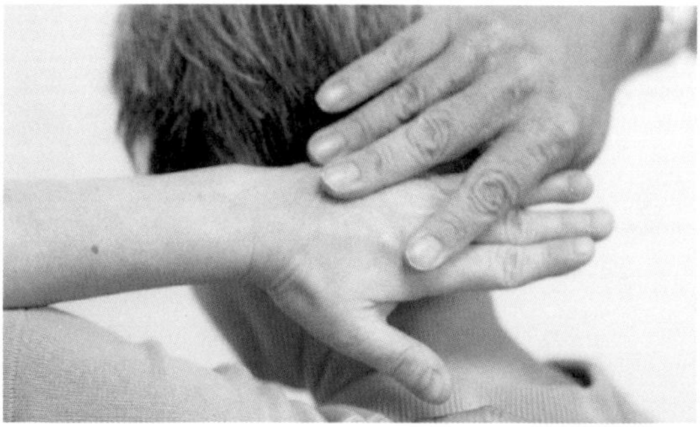

圖／聯合報提供

八段錦示範
part 1

八段錦示範
part 2

國內外旅遊 貨比三家選擇想住的飯店

規畫旅遊

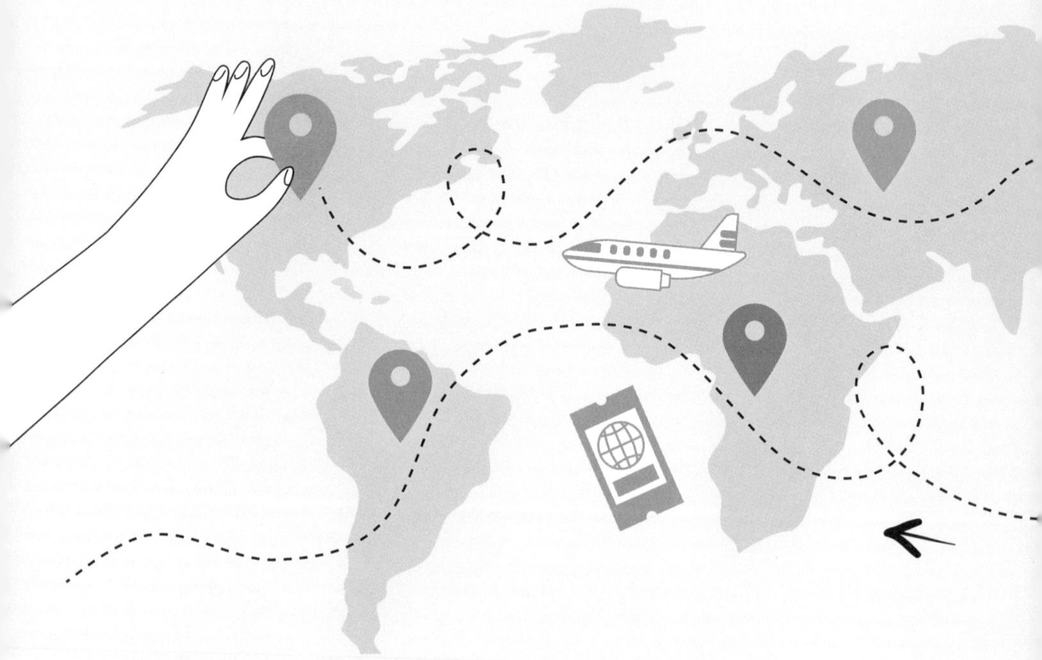

不熟悉的景點，可先參考旅行社行程
或請教有經驗的人或社群

專家．長庚大學醫學院副院長暨健康老化研究中心主任 **吳菁宜**

專家這樣說

外出旅遊，你是跟團或自由行？你是負責規畫的人或總是當團員？你可能沒想到，如能負責規畫旅程，旅行還沒開始，你的大腦就先活化受益。

研究發現，缺乏社交參與（如參與休閒活動）會增加失智症風險。旅行出遊是生活中重要的休閒和娛樂活動，長久以來被認為是增進社交的絕佳方法。經由旅遊，不但可促進社會聯繫，還能避免孤獨感、進而延緩長者的認知衰退。

休閒旅遊的型態可根據不同距離，分為不離開家、本地區域、一日遊、國內和國外旅行，不同時間和地理距離的旅遊活動，帶來的經驗複雜性也相當不同。

研究發現，無論是本地還是長途旅行，參與旅遊活動都有助改善認知功能，並減少或改善抑鬱症狀和孤獨感。值得注意的是，長途旅行對減少認知障礙發生率、抑鬱和孤獨感，效果更為顯著。這可能與人們對長途旅行目的地通常較為陌生且有新奇感，行程中又需要更多體力、心力和認知的投入有關係。

規畫行程 調動多種認知能力

從旅遊前規畫行程時，我們就得調動使用多種認知能力，如記憶力、組織能力、問題解決能力、計畫能力和認知彈性等。既需要記住行程、地點、交通資訊，還要安排旅程的各個環節、處理旅行中可能遇到的各種

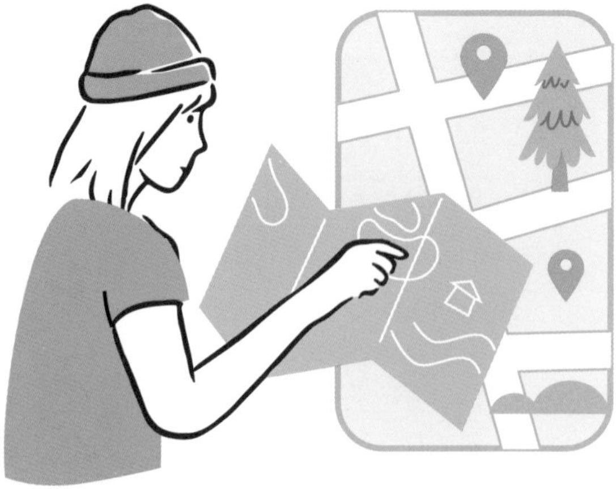

問題、適應突發情況和改變，隨時調整行程安排等。這些本領都涉及到高階認知功能，所以能促進認知能力。

旅行體驗 提供大腦新刺激

此外，透過旅行中所帶來的風景、人文體驗及親友間的社交互動，有益正向情緒，帶來愉悅感受，減少憂鬱孤獨感，亦可避免認知衰退。可見旅行中的新奇體驗和挑戰，不僅能增加見聞豐富生活，還能提供新的刺激，促進大腦的靈活性和創造力。所以不妨主動請纓，負責規畫與親友的下一趟旅程，不但能留下難忘的回憶，還能使大腦認知存款水位上升，真是一舉多得的樂事。

開始健腦練習

這樣準備更有效　無

練習步驟

1. 與親友討論擇定目的地、出發與回程時間。
2. 搜尋交通方式，可使用電腦、手機、平板搜索，請教有經驗的人或社群，安排可搭乘的交通工具、時間與往返班次。
3. 搜尋住宿地點，可在不同訂房平台比價和查詢評價。
4. 搜尋旅遊景點與休憩地點，並安排景點順序與時程。別忘了安排餐飲，有時還須先預訂餐廳。
5. 將擬訂的行程與親友討論，做最終確認。
6. 行程出發前，依序準備該帶的行李與物品，並記得提醒親友出發地點及時間。還應預先查看天氣預報，安排雨備方案等。
7. 快樂出發，抱持樂觀正向心情，因應旅途可能的變化和挑戰。

這點要注意！

● 如果想去較不熟悉的景點，可先參考旅行社的行程或網路旅遊平台相關行程進行規畫。規畫過程，也可常與要計畫同行的親友討論，既增加互動，還能凝聚共識和感情。

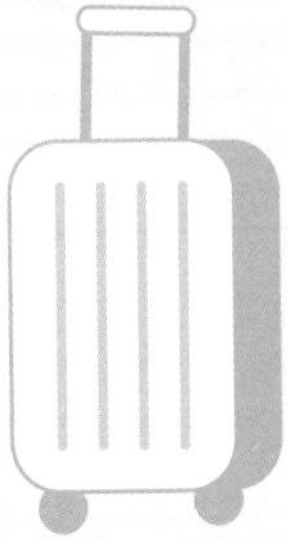

種可入菜的植物
從種到吃豐富五感體驗

園藝

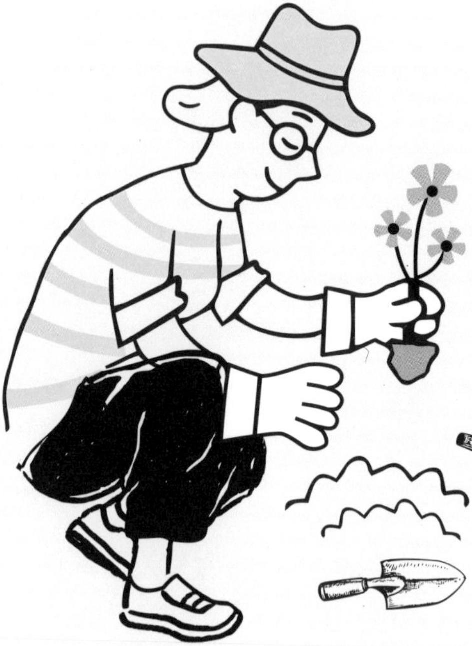

人類生活在綠色環境中，能引發正向情緒並減輕心理壓力

專家・長庚大學職能治療學系副教授 **莊宜靜**

專家這樣說

我們雖然難有機會享受聽取蛙聲一片，溪邊綠樹映茅屋的田園生活，但透過園藝盆栽，卻能跟古詩人般品享「竹柏蒼蒼映碧山」綠色小世界的生機盎然。

根據美國園藝治療協會定義，園藝治療是一種經由從事植物、園藝活動、和大自然的環境來促進個體身、心與精神健康的方法，並可提升認知功能和整體健康水平。

根據心理學理論，觀察綠色植物可以產生治療效果，因為人類生活在綠色環境中，能引發正向情緒並減輕心理壓力。在園藝治療中，植物扮演重要角色，它們不僅是治療媒介，還可用它們來創造一個健康的綠色環境。有研究顯示，如果讓長者蒔花植栽作園藝，透過五感來體驗，除了對他們身心健康有幫助，還能讓他們心情放鬆。

改善手眼協調能力

從訓練身體功能角度來看，做園藝時要使用適當的工具，可有效改善長者的手眼協調能力，此外，過程中可能需進行相關身體活動，如抓握、移動和站立等，能增強肌肉力量和靈活性、協調性，進而有助身體功能，提升自理能力。

對於認知功能方面，研究顯示，園藝活動能維持長者的認知能力，且對認知過程的表現產生正面影響，能顯著提升工作記憶力與整體認知功能。可見通過做園藝活動，長者可以鍛練大腦，保持思維敏銳，減緩認知衰退的速度。

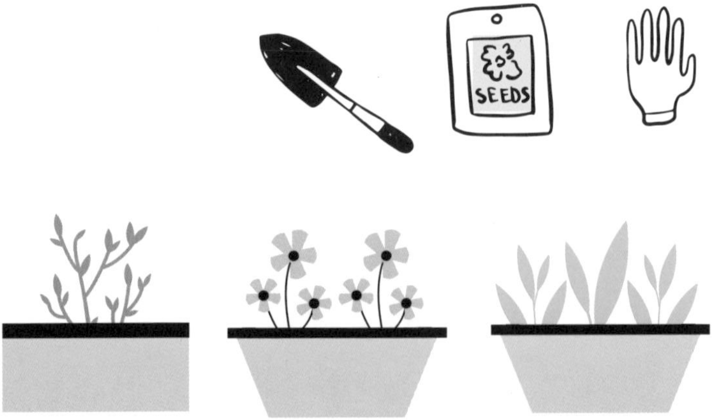

分享過程增人際互動

再從心理方面來看，園藝活動能增加長者的正面的情緒（如幸福感）、減輕消極情緒（如抑鬱和孤獨感）。當長者在參與園藝活動時，觀察植物的生長過程，包括發芽、葉片生長、開花、花朵凋謝、成熟，到植物枯萎衰敗，能體會到這是一個能對應人類生命周期的過程。

如果還能跟他人分享植栽的過程、成果與心得，更能進一步增加長者社會參與、與他人互動的機會，也可減少孤獨或憂鬱的情緒。因此，通過照顧植物過程可增進長者的自信心和自尊。所以，即使只有一方小陽台，不妨來給這小天地添點綠意生氣，或是種幾棵菜蔬，既享迷你田園之樂也能防失智。

開始健腦練習

練習步驟

1. 將土壤置入花盆或器皿中並整土。
2. 播種，將種子放入土壤中。
3. 看顧、澆灌、整理。
4. 觀察生長變化。
5. 隨著成長，適時疏苗（讓幼苗均勻分佈在土壤，也可淘汰生長不好的幼苗）。
6. 植栽過程中，可拍攝植物的成長過程，跟家人或朋友分享。
7. 如是菜蔬或會結果實的植物，最後還可採收。
8. 可當作料理食材使用，與家人或朋友分享成果。

這點要注意！

- 栽種植物的選擇：建議初期可選擇成長期短的蔬菜（如菠菜）、易種易取得的保健植物（如薄荷）或易種且帶五感刺激的香草植物（如迷迭香）。
- 可選擇高低合適的花盆或工作台，減少彎腰或蹲下的動作。

這樣準備更有效

- ☐ 一至兩種植物種子
- ☐ 土壤
- ☐ 植栽盆
- ☐ 園藝器皿和工具

運動與休閒 註釋及文獻出處：

跳舞

1. Zhu, X., Yin, S., Lang, M., He, R., & Li, J. (2016). The more the better? A meta-analysis on effects of combined cognitive and physical intervention on cognition in healthy older adults. Ageing Research Reviews, 31, 67-79.
2. Barcelos, N., Shah, N., Cohen, K., Hogan, M. J., Mulkerrin, E., Arciero, P. J., …Anderson-Hanley, C. (2015). Aerobic and Cognitive Exercise (ACE) pilot study for older adults: executive function improves with cognitive challenge while exergaming. Journal of the international neuropsychological society, 21(10), 768–779. doi: 10.1017/S1355617715001O8
3. Esmail, A., Vrinceanu, T., Lussier, M., Predovan, D., Berryman, N., Houle, J., ... & Bherer, L. (2020). Effects of dance/movement training vs. aerobic exercise training on cognition, physical fitness and quality of life in older adults: A randomized controlled trial. Journal of bodywork and movement therapies, 24(1), 212-220.
4. Bräuninger, I. (2012). The efficacy of dance movement therapy group on improvement of quality of life: A randomized controlled trial. The Arts in Psychotherapy, 39(4), 296-303. doi:https://doi.org/10.1016/j.aip.2012.03.008
5. Hamacher, D., Hamacher, D., Rehfeld, K., Hökelmann, A., & Schega, L. (2015). The effect of a six-month dancing program on motor-cognitive dual-task performance in older adults. Journal of aging and physical activity, 23(4), 647-652.

運動

1. Law, L. L., Barnett, F., Yau, M. K., & Gray, M. A. (2014). Effects of combined cognitive and exercise interventions on cognition in older adults with and without cognitive impairment: a systematic review. Ageing Research Reviews, 15, 61-75. doi: 10.1016/j.arr.2014.02.008
2. Li, Z., Peng, X., Xiang, W., Han, J., Li, K., et al. (2018). The effect of resistance training on cognitive function in the older adults: a systematic review of randomized clinical trials. Aging clinical and experimental research, 30, 1259–1273. https://doi.org/10.1007/s40520-018-0998-6
3. Yoshiko, A., Tomita, A., Ando, R., Ogawa, M., Kondo, S., Saito, A., Tanaka, N. I., Koike, T., Oshida, Y., & Akima, H. (2018). Effects of 10-week walking and walking with home-based resistance training on muscle quality, muscle size, and physical functional tests in healthy older individuals. European review of aging and physical activity: official journal of the European Group for Research into Elderly and Physical Activity, 15, 13. https://doi.org/10.1186/s11556-018-0201-2

武術

1. Sun, Y., Tabeshian, R., Mustafa, H., & Zehr, E. P. (2024). Using Martial Arts Training as Exercise Therapy Can Benefit All Ages. Exercise and Sport Sciences Reviews, 52(1), 23-30.
2. Pujari, V. (2024). Martial arts as a tool for enhancing attention and executive function: Implications for cognitive behavioral therapy – A literature review. Journal of pharmacy and bioallied sciences, 16, p S20-S25. DOI: 10.4103/jpbs.jpbs_612_23

規畫旅遊

1. Kuiper, J. S., Zuidersma, M., Oude Voshaar, R. C., Zuidema, S. U., van den Heuvel, E. R., Stolk, R. P., & Smidt, N. (2015). Social relationships and risk of dementia: A systematic review and meta-analysis of longitudinal cohort studies. Ageing research reviews, 22, 39–57. https://doi.org/10.1016/j.arr.2015.04.0062.Cole, S., Hua, C., Peng, S., & Wang, W. (2024). Exploring the relationship of leisure travel with loneliness, depression, and cognitive function in older adults. International journal of environmental research and public health, 21, 498. https://doi.org/10.3390/ijerph21040498

園藝

1. Yao, Y. F., & Chen, K. M. (2017). Effects of horticulture therapy on nursing home older adults in southern Taiwan. Quality of life research, 26, 1007-1014.
2. Kojima, H., & Kunimi, M. (2013). The effect of horticultural activity on the cognitive performance of healthy elderly individuals. Journal of therapeutic horticulture, 23, 5-18.
3. Park, S. A., Lee, A. Y., Son, K. C., Lee, W. L. (2016). Gardening intervention for physical and psychological health benefits in elderly women at community centers. Horttechnology, 26, 474-483.
4. Masuya, J., Ota, K., & Mashida, Y. (2014). The effect of a horticultural activities program on the psychologic, physical, and cognitive function and quality of life of elderly people living in nursing homes. International Journal of Nursing and Clinical Practices. doi:10.15344/2394-4978/2014/109.
5. Kuo, Y. J. (2005). Landscape and horticulture therapy. Taipei: Chan's Arch.

專家領路

生活即鍛鍊
把家變身大腦健身房

天主教失智老人基金會

天主教失智老人基金會自一九九八年九月二十一日成立以來，致力推廣失智症防治與照顧，已超過二十六年。今年，為了幫助大家把預防失智融入日常生活，基金會攜手聯合報共同推出一本革命性的著作《這樣生活不失智》。這本書不僅是很好閱讀的預防失智新知，還是一本健腦行動指南，陪你一起鍛鍊大腦健康。

在多位權威學者協助下，綜整援引了最新最權威的科研證據，《這樣生活不失智》一書集結了六大類型的腦力鍛鍊活動，包括音樂藝術、語言學習、益智遊戲、日常生活及工作、心靈療癒活動與運動休閒，共三十種實用招式，幫助你在日常生活中輕鬆實踐預防失智的策略。每個活動都經過國際科學驗證，認真執行必能幫助提升你的認知功能，讓你在娛樂中保持大腦敏銳度。

希望經由這本書，可將「預防失智」口號變成具體可操作的行動指南。書中介紹的全是簡單易行的活動，只要將這些招式融入生活中，既利於持之以恆，還可變換招式求取進步，你的家就能變身大腦健康健身房。想要有一個不受失智症困擾的未來，最重要的是立即行動，基金會建議每個人都該閱讀這本《這樣生活不失智》，並將其分享給你關愛的長輩或親友，使它成為你和家人預防失智的最佳夥伴和指引。

二十六年來，基金會秉持「認識他、找到他、照顧他、關懷他」的照護宣言，領先國際拍攝製作十九支公益廣告，呼籲國人「及早發現、即時治療」，並自製發行十一部電影與紀錄片、三十五部動畫、出版八十二期會訊、十三集漫畫書、十本書籍，以及多張海報、傳單、手冊、桌遊。細數這些努力，無非是希望讓全球華人重視失智症預防延緩與篩檢，認識失智症照顧技巧與資源，建立正確與失智症共舞的態度。並透過〇二-二三三二-九九九二之諮詢電話，與辦理失智症家屬照顧課程與支持團體，讓家屬能夠學習相關的知識，並提供有效的紓壓管道。

同時基金會也在全國各地與大學開設培訓課程，提供失智症照顧的專業人員，以提升照顧技巧。並開辦失智老人養護中心、日照中心、居家服務、喘息服務和老人服務中心。透過多專業的服務介入，讓失智者與照顧者可以活得更有尊嚴與品質。

眾多的國際研究已證明運動及健康的飲食、充足睡眠可以預防與延緩失智，基金會也因此致力以書籍出版，進行預防失智的衛教宣導，近十年來與聯合報合作出版多本失智症相關預防之書籍，希望大家能從生活中的飲食、運動、生活習慣等方面建立健腦生活。

其中《不失智的台式地中海餐桌》利用台灣食材創作地中海料理，讓西方健康飲食方式輕鬆融入日常生活，不需要番茄、橄欖油這些地中海食材，用台灣一豐富的蔬果、漁產，苦茶油、芝麻油等在地油品等熟悉食材，甚至就連夜市裡的蚵仔煎、出現率最高的家常菜番茄炒蛋，都能成為台味十足、預防失智的地中海料理。

然而，單靠飲食不足以養智，人類複雜的腦部需要鍛鍊，以防止怠惰，這樣才能有效遠離失智的痛苦。《這樣動，不失智！》以國際期刊研究為基礎，分享「身動」、「腦動」、「互動」各三十種預防方式，三動自由組合，變化出兩萬七千種的預防、延緩失智活動，讓預防失智成為一項有趣的日常習慣。

為了進一步鼓勵大眾建立健康的生活方式，有效幫讀者逐步建構好的生活型態，基金會更以《健腦工程》，設計十二堂課程，從飲食、休閒、運動和情緒等面向，鍛鍊大腦。這堂課程已在宜蘭進行實地研究，證實可以達到預防與延緩失智失能的目標，已獲國民健康署納入預防及延緩失能合格方案（CL-013-0012）囉！但有鑑於民眾「都知道，但是做不到！」所以自二〇二〇年開始於全國各縣市離島辦理帶領人培訓，已經培養出五百多位帶領人，在全國各地帶領民眾進行健腦生活再造課程。

加上今年最新推出的《這樣生活不失智》，幾乎涵蓋生活的方方面面，可幫助讀者規畫每日可行可用、既好吃又好玩的大腦健康生活型態。歡迎大家多多使用這一系列的書籍，一起攜手預約一個不失智的未來！

健腦工程
課程資訊

附錄：健腦活動一周紀錄表

這樣做更有效

每天固定時間，或是每次活動後記錄活動的感受。

使用步驟

1.請依照你平時的生活狀況，記錄當周所做的日常活動名稱、進行日及「燒腦程度」。

2.回顧當中進行最多哪類型的活動，並規畫下周想進行的活動。

燒腦程度			心情紀錄
很輕鬆	有點燒腦	很燒腦	寫下進行活動時的感受或印象

《這樣生活不失智》健腦活動一周紀錄表，歡迎重複印製使用，

一起建立不失智生活型態，養成充實健腦生活！

想要擁有不失智生活，最重要的就是持續尋找、實踐，找出最能持之以恆的活動，讓活動融入日常。現在就開始記錄自己的生活吧！

項次	活動名稱	活動類型 A 音樂藝術 B 益智遊戲 C 語言與學習 D日常生活與工作 E 心靈療癒活動 F 運動與休閒	進行日 勾選有進行活動的日子						
			一	二	三	四	五	六	日
1									
2									
3									
4									
5									
6									
7									
8									
9									
10									

本周活動回顧：

1.進行最多的是 ________ 類活動。

2. __________ 活動最燒腦。

下周活動規畫：

1.維持一至兩個喜歡的活動：

2.挑戰一個沒做過的活動：

誌謝

製作單位

天主教失智老人基金會

聯合報健康事業部

專家作者

（按姓名筆畫排列）

毛慧芬　國立臺灣大學職能治療學系教授

余家斌　國立臺灣大學森林環境暨資源學系教授

吳建德　美國佛羅里達大學職能治療學系副教授

吳恩賜　國立臺灣大學腦與心智科學研究所副教授

吳菁宜　長庚大學醫學院副院長暨健康老化研究中心主任

呂冠廷　職能治療師

邱銘章　憶安診所專任神經專科醫師

柯宏勳　延希職能治療所所長

胡君梅　華人正念減壓中心創辦人兼執行長

張玉玲　國立臺灣大學心理學系特聘教授

張玲慧　國立成功大學職能治療學系副教授

莊宜靜　長庚大學職能治療學系副教授

董懿萱　音樂治療師

劉秀枝　臺北榮民總醫院特約醫師

蔡佳芬　台灣臨床失智症學會理事

感謝單位

Allianz 安聯人壽

財團法人蘇天財文教基金會
Tien-Chai Su Cultural and Educational Foundation
FUI GROUP

協力製作（按姓名筆畫排列）

吳恩祺
李　蓁
高詩蘋
陳怡文
陳俊佑
陳　珊

陳麗華
蔡心于
陳亭妤
劉怡吟
羅于姍

這樣生活不失智

科學實證告訴你，量身訂做健腦菜單，生活隨時存腦本！

出　　版　聯合報系
發 行 人　鍾安住
總 策 畫　鄧世雄、吳貞瑩
協力策畫　蔡佳安
主　　編　李怡昕
專家作者　毛慧芬、余家斌、吳建德、吳恩賜、吳菁宜、呂冠廷、
邱銘章、柯宏勳、胡君梅、張玉玲、張玲慧、莊宜靜、
董懿萱、劉秀枝、蔡佳芬（依姓氏筆畫排序）
協同作者　洪淑惠
文字主編　游艾玲
美術設計　微步視覺
插圖設計　微步視覺
行銷企畫　李怡昕
協力製作　吳恩禛、李蓁、高詩蘋、陳怡文、陳俊佑、陳珊、
陳麗華、蔡心于、陳亭妤、劉怡吟、羅于姍（依姓氏筆畫排序）
地　　址　22161 新北市汐止區大同路一段369號
電　　話　(02) 8692-5588
印　　刷　中原造像股份有限公司
一版一刷 2024年11月
定　　價　460元
I S B N　978-626-98874-1-5 (平裝)

國家圖書館（CIP）資料

這樣生活不失智：科學實證告訴你，量身訂做健腦菜單，生活隨時存腦本! / 毛慧芬、余家斌、吳建德、吳恩賜、吳菁宜、呂冠廷、邱銘章、柯宏勳、胡君梅、張玉玲、張玲慧、莊宜靜、董懿萱、 劉秀枝、蔡佳芬作. -- 一版. -- 新北市：聯合報系, 2024.11　224面；21*14.8公分
ISBN 978-626-98874-1-5(平裝)
1.CST: 失智症 2.CST: 預防醫學
415.934　　113018119